全国中医药行业高等教育"十四五"创新教材

高等中医药院校通识教育系列教材

本草文化赏析

（供中医药高等院校及相关院校通识教育课程用）

主 编 乔 璐 董诚明 纪宝玉

全国百佳图书出版单位

中国中医药出版社

·北 京·

图书在版编目（CIP）数据

本草文化赏析 / 乔璐 , 董诚明 , 纪宝玉主编 . -- 北京 : 中国中医药出版社 , 2024.5
高等中医药院校通识教育系列教材
ISBN 978-7-5132-8757-9

Ⅰ . ①本… Ⅱ . ①乔… ②董… ③纪… Ⅲ . ①本草—文化—中医学院—教材 Ⅳ . ① R281

中国国家版本馆 CIP 数据核字 (2024) 第 082080 号

中国中医药出版社出版

北京经济技术开发区科创十三街 31 号院二区 8 号楼
邮政编码　100176
传真　010-64405721
北京盛通印刷股份有限公司印刷
各地新华书店经销

开本 787×1092　1/16　印张 9.5　彩插 0.5　字数 222 千字
2024 年 5 月第 1 版　2024 年 5 月第 1 次印刷
书号　ISBN 978 – 7 – 5132 – 8757 – 9

定价　68.00 元
网址　www.cptcm.com

服 务 热 线　010-64405510
购 书 热 线　010-89535836
维 权 打 假　010-64405753

微信服务号　zgzyycbs
微商城网址　https://kdt.im/LIdUGr
官 方 微 博　http://e.weibo.com/cptcm
天猫旗舰店网址　https://zgzyycbs.tmall.com

全国中医药行业高等教育"十四五"创新教材

高等中医药院校通识教育系列教材

编审委员会

全国中医药行业高等教育"十四五"创新教材

高等中医药院校通识教育系列教材

《本草文化赏析》编委会

主　　编　乔　璐（河南中医药大学）

董诚明（河南中医药大学）

纪宝玉（河南中医药大学）

副 主 编　董　宁（河南中医药大学）

杨晶凡（河南中医药大学）

王　磊（河南中医药大学）

刘春朝（河南中医药大学）

编　　委　（按姓氏笔画排序）

王　彬（河南中医药大学）

王春雷（河南中医药大学）

刘永红（河南中医药大学）

安　娜（河南中医药大学）

孙孝亚（河南中医药大学）

李　孟（河南中医药大学）

李亚敏（河南中医药大学）

李金櫍（河南开放大学）

杨林林（河南中医药大学）

初雷霞（河南中医药大学）

张　宝（河南中医药大学）

陈　燕（河南中医药大学）

赵文伟（郑州市春华学校）

赵博宇（河南中医药大学）

韩永光（河南中医药大学）

前 言

在新医科建设背景下，通识教育教学担负着新的历史使命。为培养具有专业素养和人文精神、全面和谐发展的高素质中医药人才，自2014年起，河南中医药大学开始探索适合中医药院校教育的通识教育教学改革。

截至目前，我校通识教育教学改革大致经历了三个阶段：改革与探索阶段（2014—2017），主要是贯彻通识教育理念，初步构建通识教育课程体系，建设通识教育师资队伍，探索构建通识教育教学运行机制和评价体系；完善与发展阶段（2018—2020），学校加入郑州市龙子湖高校园区六所高校联合组建的课程互选学分互认联盟，完善通识教育课程体系，改革考试评价体系；深化与提高阶段（2021至今），学校着力推动大类人才培养模式改革，成立通识教育研究中心，推进师资队伍建设，重塑通识教育课程体系，加强通识教育系列教材建设。学校通识教育注重突出中医药文化特色，将中国传统文化和中医药文化课程纳入通识课程，并坚持"五育"并重，将美学教育、劳动教育、国家安全教育等课程纳入通识课程模块，初步构建起了具有河南中医药大学特色的通识教育课程体系。2022年，学校启动建设具有高等中医药院校特色的通识教育教材，遴选立项建设一批高等中医药院校通识教育系列教材。

本套教材首批共12本，包括《汉字文化》《五运六气基础》《中外科技史》《劳动教育》《中国古代文学经典导读》《化学与生活》《旅游地理与华夏文明》《大学生自我管理》《生活中的经济学》《本草文化赏析》《中国饮食文化》《中医药人工智能及实践》。本套教材在我校各专业通识教育教学中使用，同时适合其他中医药高等院校及相关院校本科生、研究生通识教育课程教学使用。

在编写过程中，我们参考了其他高等院校的教材及相关资料。限于编者的能力与水平，本套教材难免有诸多不足之处，还需要在教学实践中不断总结与提高，敬请同行专家提出宝贵意见，以便再版时修订提高。

高等中医药院校通识教育系列教材编审委员会
2024 年 3 月

编写说明

本草文化赏析是河南中医药大学自 2020 年起开设的一门通识课，是药用植物学、中药学类、文史类等学科相互渗透又紧密联系的科学类通识课程。本教材系首次编写，依据河南中医药大学通识课程建设的特殊要求和教材编写基本原则，在基本内容编写上坚持"必需、够用"原则；在体例上，结合药用植物学、中药学等课程理论、实践教学环节，将内容分为七章。第一章绪论，主要介绍本草和本草文化的概念及其内涵和外延，并介绍学习本门课程的目的和意义；第二章本草的语言文化，重点介绍中国古诗词中的本草和文化内涵；第三章本草的医药文化，结合植物的自身特性，分别介绍不同方式命名的本草及其文化；第四章本草的民俗文化，主要介绍传统文化节日中涉及的本草、成语中的本草和"中国九大仙草"；第五章本草的饮食文化，结合药性介绍药食同源的本草；第六章是本草的景观文化；第七章本草的农耕文化，介绍"二十四节气"与本草的融合。本教材主要是通过本草名著典籍的考证，以药名的由来、药用历史、文化内涵及植物来源、性味归经和药效为框架进行撰写。全书结构清晰、简明实用，引导学生把握课程主线，掌握核心知识点。思考题的设置旨在实现培养学生自主预习和复习的综合目标。

本教材编写分工如下：第一章绪论由乔璐、王磊编写；第二章第一节由初雷霞编写，第二节由赵博宇、乔璐编写，第三节由安娜、韩永光、王彬编写；第三章第一节、第四节由孙孝亚编写，第二节由刘春朝编写，第三节由杨林林、乔璐编写，第五节由杨晶凡编写；第四章第一节和第三节由张宝编写，第二节由陈燕编写；第五章由董宁编写；第六章由李孟编写；第七章由李亚敏编写。乔璐、李金檑、刘永红、赵文伟、王春雷修改整理统稿；乔璐、董诚明、纪宝玉统一审稿定稿。本教材在编写过程中得到各位编委的大力支持，在此表示感谢。由于时间仓促，加之编者水平有限，本教材可能存在错误和欠妥之处，敬请广大读者提出宝贵意见，以便再版时修订完善。

《本草文化赏析》编委会

2024 年 3 月

目　录

第一章　绪　论　▷▷▷▷

　　植物不但有生命，还蕴含丰富的文化。在中国五千年浩瀚的文化熏陶下，深藏中华文化基因的植物根据其所具备的特点被拟人化，或是"傲雪君子"，或是"玉堂富贵"，或是"挺拔凌云、坚贞不屈"，或是"花中隐士"。历代文人墨客赋予植物的不同文化内涵反映了中国文人的精神世界和情感追求，同时也带给我们精神的盛宴。在"道法自然、天人合一"的理念下，我们尊重自然，敬畏生命，期望通过探索植物的自然生长规律，发现它们物质和精神内涵中的文化之美。

　　本草作为植物的一个分支，历经两千多年的沉淀，成为中医药学的重要组成部分，并影响了中国乃至全世界的医药学体系。本草生长顺应时节，焕发特性；医者赋予了本草"四气五味，升降浮沉"的药性，诠释了本草的本质；诗人寄情于本草，丰富其内涵；也由此构成了丰富多彩的本草文化。本草治愈我们的疾病，本草文化陶冶我们的精神世界。风露草木，岁岁人生。草木成药，医治百病。

第一节　本草和本草文化概述

一、本草的概念与内涵

　　本草，始见于《汉书·平帝纪》，古代中药类的书籍多称本草，《说文解字》中有言："药，治病草也。"中国医药学是一个伟大的宝库，蕴藏着许多珍贵的本草、文化、科学遗产。这是数千年来中国人民在寻找食物和发现药物的艰难过程中所凝结的智慧结晶。本草学起源于远古时广大群众的生产和生活实践。在这个过程中本草开始成书，本草学逐渐成为一门内容较丰富、体系较完整的学科体系。中医药在历史发展进程中，兼容并蓄、创新开放，形成了独特的生命观、健康观、疾病观、防治观，实现了自然科学与人文文化的融合和统一，蕴含了中华民族深邃的哲学思想，并为中草药文化传播助力，唤起人们心中对草药与人文情怀的情感共鸣，从而令人更好地领略到"中草药"的魅力。通过美学文化与中药文化的碰撞，引领着大家去探索关于"中药本草的人文之美"。

二、本草文化的内涵

　　植物文化是指根据植物本身的特性衍生出的特殊意义，它是人们心理需要的折射与延伸。

由本草及本草学而产生的本草文化不仅是药用植物本身属性的一种延伸，同时也受到了民族文化的影响和熏陶。中医的阴阳五行学说不仅用来阐述和解释生理和病理，还用来说明药物作用的一切现象与规律，也成了本草文化的核心，让我们从本草语言文化、本草医药文化、本草传统文化、本草景观文化、本草饮食文化、本草农耕文化六个方面去探索本草与文化的关系。

三、本草文化的外延

（一）本草语言文化

早在三千年前的《诗经》《楚辞》中涉及的植物就有 200 多种。这些植物种类繁多，包括野菜、水果、蔬菜等，虽然没有记载它们的药效，但许多植物作为中草药沿用至今。《诗经·小雅·苕之华》载："苕之华，其叶青青。知我如此，不如无生。"其中的苕为凌霄花，紫葳科凌霄属藤本植物。盛夏开放，红黄色的花瓣在绿色叶片中显得娇艳明媚，灿若玉霞。凌霄花不但花美，花期长，还是一味活血化瘀药，具有行血去瘀、凉血祛风的功效。《楚辞·九叹·惜贤》载："搴薜荔于山野兮，采撚支于中洲。"其中撚支就是红花，红花和薜荔都是目前的常用药材。中华古典诗词中涉及的植物更是多达 600 多种，这些诗词常常会以药物名称、药性来撰写本草歌赋，有些也会运用本草知识，借药抒怀，很多药名既形质兼备、动静相直，又俗中见雅、立意新奇。借助药名既能了解中医药文化丰厚的底蕴，又可体验诗中觅良药的乐趣。药名诗的代表性诗人宋代陈亚曾云："药名用于诗，无所不可，而斡运曲折，使各中理，在人之智思耳。"了解这些植物的特性，有助于我们学习和认识当时民众的生活习俗和社会风貌。同时对本草植物的学习、鉴别有一定的帮助。

（二）本草医药文化

人们在给植物取名字时，往往会选取植物的典型特征作为依据。有的以采收季节命名，如半夏、款冬；有的以植物的形状特征命名，如钩藤、乌头；也有的以植物的颜色或味道命名。还有许多带有动物名称的草药，如虎杖、牛膝、蛇莓、闹羊花等，这些中草药多少与动物有着某种联系，或是形态特征，或是功效，抑或是某个传说故事。如一年生肉质草本植物马齿苋，便因其叶状如马齿而得名；虎杖的茎上散生着许多红色或紫色斑点，类似"虎斑"，由此得名。本草植物的命名常常言简意赅，除了常与本草的形色气味、产地或药效相关，其中也不乏按数字命名的中草药，如一枝黄花、两面针、三枝九叶草、四轮草、五味子、六月雪、七叶一枝花、八角莲、十大功劳、百部、千里光、万年青等。

（三）本草的民俗文化

民俗文化，又称为传统文化，是民间民众的传统风俗生活文化的统称。它是在人民群众的生产生活过程中所形成的一系列非物质的东西，包括民俗及民众的日常生活。民俗既是社会意识形态之一，又是一种历史悠久的文化遗产。我国的民俗节日有很多，各地的民族风俗也不尽相同。其中端午节与植物的关系非常密切，挂菖蒲、艾叶，戴香包，用苇叶、箬竹包粽子等是端午节必不可少的传统习俗。在阖家团圆的中秋佳节吃月饼、赏桂花等来祭月。到了重阳节，人们喝菊酒、插茱萸以辟邪去灾。其生态意义在于人与自然界植物的相互依存，和谐共处。

成语是中国传统文化的一大特色，以固定的结构、说法和意义代表一个故事或者典故。据我国台湾学者潘富俊统计，在已出版的三万多条成语之中，有八百多条以特定的植物为组成内容，共使用 120 种植物名称，这些成语可谓之"植物成语"。统计常用的植物成语中，出现最多的植物为桃、柳、李、兰、竹、桑等。比较常见的成语植物，如有荷组成出水芙蓉、步步莲花、并蒂芙蓉、藕断丝连、轻薄莲花等。荷除了是花中君子之外，全身是药，以种子入药为莲子，以熟种子中的干燥幼叶及胚根入药为莲子心，以花托入药为莲房，以雄蕊入药为莲须，以叶入药为荷叶，且每个部位的药效皆有不同。

（四）本草的饮食文化

中国饮食讲究"色、香、味"俱全，而且具有"滋、养、补"的特点。我国的传统医学和饮食文化皆有药食同源、药食同理的说法。中医学认为，药物多数兼具治病及养生保健之效，它们之间并无绝对的分界线，长期服用可逐步起到调理身体、改善体质的作用。古代医学家将中药的四气五味理论运用到食物之中，认为每种食物也具有四气五味。《黄帝内经太素》一书中写道"空腹食之为食物，患者食之为药物"，反映出药食同源的思想。温性、热性食物如生姜、大葱、红枣、核桃、羊肉、小茴香、韭菜等，具有温里、散寒、助阳的作用，可以用来辅助治疗寒证、阴证。凉性、寒性食物如绿豆、藕、西瓜、梨、荸荠、马齿苋、菊花等，具有清热、泻火、凉血、解毒的作用，可以用来治疗热证、阳证等。

（五）本草的景观文化

景观文化，是指人们在与景观的长期互动与实践中，所创造的具有与该景观相适应的精神观念，并把这种观念具体地体现在景观环境中。植物是景观文化中最为基本的元素之一，植物配置的水平在景观设计中具有十分重要的地位。中华文明悠久的历史、灿烂的文化，民间习俗的流传，都为植物赋予人格化的意义，这使得植物配置不仅表现在外部形态上，也更注重表现其文化内涵。银杏，又称公孙树，寓意长长久久，银杏的果实入药名白果。玉兰、海棠、牡丹、桂花、作为观赏植物的代表，有玉堂富贵的寓意，而玉兰的花蕾入药名为辛夷，贴梗海棠的果实木瓜是一味祛风寒湿药，牡丹国色天香，"花开时节动京城"，而牡丹的根皮具有活血散瘀的功效。这些植物不仅可以美化环境，还体现出中国民族文化特色和本草价值。

（六）本草的农耕文化

农耕文化，是人们在长期农业生产中形成的一种风俗文化。农耕与气候条件紧密相关，光照、降水、温湿度等气候条件与农作物生长息息相关。农耕文明除了带来稳定的收获和财富，还为进一步衍生出高雅的精神文化创造奠定了物质基础。"二十四节气"是上古农耕文明的产物，是上古先民顺应农时，通过观察天体运行，认知一岁中时候、气候、物候等方面变化规律所形成的知识体系。《齐民要术·种谷》记载："顺天时，量地利，则用力少而成功多。"它科学地揭示了天文气象变化的规律，将天文、农事、物候和民俗实现了巧妙的结合，衍生出了大量与之相关的岁时节令文化。例如，当立春时节，阳气初发，万物始生，中医学认为春属木，与肝相应，而枸杞子具有补肝肾、益精血、明目等功效，可以起到滋补身体的作用，帮助人们迎接春季的到来。枸杞的嫩叶作野菜食用，根入药为地骨皮。农耕文化中的二十四节气与本草的融合，蕴含了人与自然和谐共处的本质。

四、本草文化与相关学科的关系

本草是中药的主体，中药的来源和品质是决定中药质量的重要指标之一，因此凡是涉及中药的学科都与本草文化息息相关。其中关系较密切的有以下学科。

1. 药用植物学 是利用植物形态解剖学和植物系统分类学的知识与方法，研究药用植物的一门学科。

2. 中药学 是研究中药的基本理论和临床应用的学科，是中医药各专业的基础学科之一。

3. 中药鉴定学 是研究和鉴定中药的品种和质量，制定中药质量标准，寻找和扩大新药源的应用学科。

4. 药用植物栽培学 是研究药用植物生长发育、产量和品质形成规律及其与环境条件的关系，并在此基础上采取栽培技术措施以达到药用植物高产、稳产、优质、高效目的的一门应用科学。

5. 中医学 主要研究人体生理病理、疾病诊断与防治以及摄生康复等方面的基本知识和技能，从中医角度进行疾病的诊断治疗、调节人体五脏六腑等的应用学科。

6. 中药炮制学 是研究中药炮制理论、工艺、规格、质量标准、历史沿革及其发展方向的一门学科。

此外，本草文化与药剂学、中药化学、生药学、中医养生学、方剂学等也有着比较密切的关系。

第二节　学习本草文化的目的和意义

一、学习本草文化的目的

《礼记·学记》提到"知类通达，强立而不反，谓之大成"。《论衡》也提出"博览古今者为通人""通人胸中怀百家之言"。古人认为博学多识就可达到融会贯通。本草文化赏析作为一门通识课程，是中医药基础知识的广度和交叉性学科的综合教育。这种宽广的知识教育能够帮助学习者了解中医药专业与人文历史的关系、了解本草的发展与文化积淀、了解本草的科学与技术、了解本草的过去与未来，从而认识到所需要加强的专业知识储备，进而逐步建立一套完善的专业知识体系。学习该课程的目的在于通过学习本草文化的"前世今生"，传承千年的草木智慧，探寻人类健康的奥秘，同时继承和发扬中华中医药文化传统，进而逐步形成自己的医药专业知识体系、价值理念、分析方法和认知能力。

二、学习本草文化的意义

（一）有利于守正创新中华优秀传统文化，筑牢深厚文化根基

我国的本草学是世界上迄今为止保持得最为完整的药学体系。对历代诸家本草的内容梗概、义理短长、价值特点、版本源流，以及诸药物学家的成就、流派和师授渊源等的学习，可以加强学生对我国传统药物学的认识和了解，传承中华优秀传统文化所蕴含的丰富的智慧结晶。

（二）增强文化自信，聚民心、兴文化

本草是中华优秀传统文化的重要载体，生动反映中华民族的价值观念和精神追求。深入挖掘本草文化意蕴，有助于我们真切感受文化力量，更加坚定文化自信。既能够享受到内在的愉悦，又能够获得外在的认知，是沉淀人生厚度与获取未来幸福的基础。

（三）综合性人才培养

通识作为更广泛的知识，离不开储备和积累。交叉性学科相互融合的多学科性课程，不仅涉及范围广、内容更新，同时，开放式的课堂和自主学习有助于培养学生勇于思考和创新精神。基于两者的综合优势，可使学生逐步形成自己专业知识体系的框架、多角度的分析方法，以及价值理念和认知能力等方面的提升，进而从容面对社会的瞬息万变，甚或是引导变化。

第二章　本草的语言文化 ▷▷▷▷

　　古诗词歌赋是我国古代文学中的瑰宝，它全面地反映了各个历史时期的政治、经济、文化、社会等各个方面的发展。本草，乃是中国古代对药材的统称。中国的古代文化是交错发展的，本草诗词的存在是文学与中医药结合的最有力证明。了解古诗词歌赋中的本草有助于我们学习和认识当时民众的生活习俗和社会风貌，同时对本草的学习与鉴别有一定的帮助。

第一节　本草与《诗经》

　　《诗经》是中国古代诗歌开端，共 311 篇，记录了西周初年至春秋中叶约五百年间的社会面貌。诗歌的文字优雅典美，沁人心脾，其中涉及植物的有 153 篇，这些植物种类繁多，包括野菜、水果、蔬菜等，其中一些植物也是目前常用的中药材，也就是本草。

木　瓜

　　"投我以木瓜，报之以琼琚"出自《诗经·卫风·木瓜》。木瓜以"木瓜实"作为药材始载于《名医别录》，列为中品。木瓜最早得名于《尔雅》："楙，木瓜。"两晋时期著名文学家、训诂学家、风水学者郭璞对其名称进行了注释，"木实如小瓜，酢而可食，则木瓜之名取此义也"。

　　木瓜在中国栽培药用历史悠久。后魏贾思勰在《齐民要术》中记载："木瓜，种子及栽皆得，压枝亦生。栽种与桃李同。"据此木瓜至少有近 1500 年的栽培历史。《本草纲目》记载："木瓜处处有之，而宣城者最佳。"自古以来便以安徽宣城的木瓜为道地药材，也称宣木瓜。

　　《名医别录》中记载其功效："木瓜实，味酸，温，无毒。主治湿痹邪气，霍乱大吐下，转筋不止。其枝亦可煮用。"李时珍曾在《本草纲目》中记载了关于木瓜治疗脚气的故事，"脚气急肿，用木瓜切片，囊盛踏之"。除药用价值外，木瓜还具有观赏价值。木瓜花有国艳名花之誉，具极高的观赏价值，赢得不少诗人的赞吟。唐代文人刘言史在《看山木瓜花》中写道："柔枝湿艳亚朱栏，暂作庭芳便欲残。深藏数片将归去，红缕金针绣取看。"南朝宋何承天在《木瓜赋》一诗中写道："美中州之佳树，表闲冶之丽姿。"两者皆是称赞木瓜花和树姿态婆娑，娇柔红艳。

贴梗海棠 *Chaenomeles speciosa*（Sweet）Nakai 为蔷薇科木瓜属灌木或小乔木，果实入药，名木瓜。根据《中华人民共和国药典》（以下简称《中国药典》）记载，木瓜味酸，性温，归脾、肝经，具有舒筋活络、和胃化湿的功效。

凌霄花（苕）

"苕（tiáo）之华，其叶青青。知我如此，不如无生"出自《诗经·小雅·苕之华》，"苕"指凌霄花。凌霄花之名始见于《新修本草》"此即凌霄花也，及茎、叶具用"。凌霄花作为药材始载于《神农本草经》，称"紫葳"，列为中品。《本草纲目》中称："俗谓赤艳曰紫葳葳，此花赤艳，故名。附木而上，高数丈，故曰凌霄。"凌霄之名取自其攀附他物而生，高达数米的植物形态和特性。

《神农本草经》记载凌霄花的功效为"主妇人产乳余疾，崩中，癥瘕，血闭，寒热羸瘦，养胎"，列为中品。宋代苏颂曰："今处处皆有，多生山中，人家园圃亦或栽之。初作蔓生，依大木，久延至巅。其花黄赤，夏中乃盛。今医家多采花干之，入女科药用。"描述了凌霄花的栽种环境、形态、盛开时节及主要功效。《本草纲目》中描述："凌霄花及根，甘酸而寒，茎叶带苦，行血分，能去血中伏火，故主产乳崩漏诸疾及血热生风之证也。"可见凌霄花在古代主要为妇科用药。

凌霄姿态优美，花色艳丽，极具观赏性，因而也常常出现在古代文学作品中，尤其在唐宋文学中。唐代诗人李颀的《题僧房双桐》曰："青桐双拂日，傍带凌霄花。绿叶传僧磬，清阴润井华。"诗中描述的是寺院内凌霄花与青桐树红绿相间的美景。苏轼曾以"翠飐红轻，时下凌霄百尺英"描写凌霄花的红艳之美与勃勃生机。元代诗人王沂在《宿观音寺》中以"紫罗山口梵王宫，一树凌霄自在红"描述了凌霄花盛开时光彩夺目的景象。

凌霄 *Campsis grandiflora*（Thunb.）K.Schum. 为紫葳科凌霄属攀援藤本植物，以花入药（彩图 2-1）。根据《中国药典》记载，凌霄花味甘、酸，性寒，归肝、心包经，具有活血通经、凉血祛风的功效。

芍　药

"勺药"一词最早出现在《郑风·溱洧》"维士与女，伊其相谑，赠之以勺药"中，其中"勺药"即"芍药"。芍药药用始载于《神农本草经》，列为中品。颜师古在《汉书注》中写道："勺药，药草名。其根主和五藏，又辟毒气，故合之于兰桂五味以助食，因呼五味之和为勺药耳。"据此推测"芍药"一名的由来或为谐音。

芍药用药历史悠久。《神农本草经》中描述其功效及生境"味苦，平，主邪气腹痛，除血痹，破坚积，寒热疝瘕，止痛利小便，益气，生川谷及丘陵"，《名医别录》描述其"味酸，微寒，有小毒……生中岳川谷及丘陵"，书中首次提到芍药产地为中岳，即今河南嵩山一带。《图经本草》中描述了秦代芍药的加工方式："采得净刮去皮，以东流水煮百沸，出阴干。停三日，又于木甑内蒸之，上覆以净黄土，一日夜熟，出阴干，捣末。"除药用价值外，芍药作为中国的传统名花，极具观赏价值，在古代文学作品中不乏对其赞美的诗词。唐代著名诗人韩愈作诗《芍药》"浩态狂香昔未逢，红灯烁烁绿盘笼。觉来独对情惊恐，身在仙宫第几重"，赞美了芍药的艳丽及香气令人陶醉。古人离别时赠芍药以寄托惜别，故芍药又名"将离"，唐代诗人元稹所作《忆杨十二》"去时芍药才堪赠，看却残花已度春。只为情深偏怆别，等闲相见莫相亲"便以芍药表达离别之情。"四相簪花"这个别称更是赋予了芍药高中及第、金榜题名的美好寓意。"四相簪花"源于北宋时期一个典故，时任扬州太守的韩琦培育出了名为"金缠腰"的芍药品种，邀请自己的好友王珪、王安石和路过扬州的陈升之饮酒赏花，酒过三巡后韩琦剪下四朵金缠腰，在每人头上插了一朵。此后的三十年中，四个人先后都做了宰相。沈括将这个故事记载在他的《梦溪笔谈·补笔谈》中，成为一段佳话，同时也给芍药的形象添加了传奇的色彩。

芍药 *Paeonia lactiflora* Pall. 为芍药科芍药属的多年生草本植物，根入药。中药名为白芍（置沸水中煮至透心，刮去外皮晒干）或赤芍（晒干）。根据《中国药典》记载，白芍味苦、酸，性微寒，归肝、脾经，具有养血调经、敛阴止汗的功效；赤芍味苦，性微寒，归肝经，具有清热凉血、散瘀止痛的功效。

白　茅

"野有死麕（jūn），白茅包之。有女怀春，吉士诱之"出自《诗经·召南·野有死麕》。白茅药用始载于《神农本草经》，曰："一名兰根，一名茹根。生山谷田野。"白茅根称为"兰根"及"茹根"，列为中品，现称为白茅根。唐代甄权在《药性论》中记载"白茅，臣，能破血，主消渴"，使用了"白茅"这一别称。

白茅根具有悠久的药用历史，《神农本草经》中记载"茅根，味甘，寒。主劳伤虚羸，补中益气，除瘀血，血闭寒热，利小便，其苗，主下水"，描述了白茅根的性味、功能与主治。《名医别录》中记载"茅根，无毒……生楚地田野。六月采根"，首次提及了白茅根产地为楚地，即今湖北荆州。宋代《图经本草》记载"生楚地山谷、田野，今处处有之"，自宋代开始将白茅根的产地范围扩大至全国。白茅根以根洁白、味甘美作为其品质特征，在古代文学中也常常被用来描述美人，《诗经·硕人》中描写"手如柔荑，肤如凝脂"，"荑"就是白茅，将美人的手用初生白茅的嫩芽来形容。

白茅 *Imperata cylindrica* Beauv.var. *major*（Nees）C. E. Hubb. 为禾本科白茅属多年生草本植物，根茎入药，名白茅根。根据《中国药典》记载，白茅根味甘，性寒，归肺、胃、膀胱经，具有凉血止血、清热利尿的功效。

酸枣仁（棘）

"凯风自南，吹彼棘心。棘心夭夭，母氏劬劳"出自《诗经·邶风·凯风》，其中

"棘"指酸枣树。酸枣药用始载于《神农本草经》，言其"味酸平，主心腹寒热，邪结气聚，四肢酸疼，湿痹。久服安五脏，轻身延年"，列为上品。张仲景所著的《金匮要略》首次出现"酸枣仁"之称，"虚劳虚烦不得眠，酸枣仁汤主之。酸枣仁（二升）、甘草（一两）。"酸枣仁"作为中药名沿用至今。

酸枣入药用已有两千多年的历史，《金匮要略》记载"虚劳虚烦不得眠，酸枣仁汤主之"，首次提及酸枣仁治疗失眠的功效。《名医别录》中记载"酸枣，无毒，主治烦心不得眠……补中，益肝气，坚筋骨，助阴气，令人肥健"，除治疗失眠外，提出酸枣补中益气的功效。宋代将酸枣的成熟种子（酸枣仁）广泛用于治疗失眠，《太平圣惠方》记载"胆虚不眠，寒也。炒熟为末，竹叶汤调服"，沿用至今。清代赵瑾叔在《本草诗·酸枣仁》中以诗的形式描述了酸枣的功效："细看酸枣小而圆，棘实形同莫认偏。烧核肉中能去刺，研仁心下可安眠。"《诗经·小雅·湛露》所载"湛湛露斯，在彼杞棘。显允君子，莫不令德"，更是赋予酸枣君子高尚的品格。

酸枣 *Ziziphus jujuba* Mill. var. *spinosa*（Bunge）Hu ex H. F. Chou 为鼠李科枣属灌木或小乔木，种子入药名酸枣仁。根据《中国药典》记载，酸枣仁味甘、酸，性平，归肝、胆、心经，具有养心补肝、宁心安神、敛汗、生津的功效。

桑

"桑之未落，其叶沃若。于嗟鸠兮！无食桑葚"出自《诗经·卫风·氓》。桑作为药材始载于《神农本草经》，列为中品，以桑叶、根皮（桑白皮）入药，根皮在书中被记载为"桑根白皮"。桑枝入药始载于《本草图经》，称为"桑条"，《本草纲目》中正式以桑枝一名单独作为药材记载。桑的果实桑椹入药始载于《新修本草》。

经考古证实，桑在中国的栽培历史至少有五千年。远古传说黄帝的妻子嫘祖发明了养蚕织丝，而养蚕离不开桑树的种植，种桑养蚕是中华民族对人类文明的伟大贡献。桑类药材桑叶、桑白皮、桑枝、桑椹均为传统中药材，药性及药效也不同。《神农本草经》中记载了桑白皮及桑叶的功效："桑根白皮，味甘，寒。主伤中……叶主除寒热，出汗。"《名医别录》中记载了桑白皮的功效："去肺中水气，唾血热渴，水肿腹满胪胀……采无时。出土上者杀人。"同时强调了长出地面的桑根白皮不能入药。《图经本草》中记载以桑枝入药："本方云桑枝，平，不冷不热，可以常服。"《新修本草》首次记载了桑椹入药："桑椹，味甘，寒，无毒。单食，主消渴。"桑除了药用，在古人心中也代表神圣的意象，《战国策》中记载"昔者尧见舜于草茅之中，席陇亩而荫庇桑，阴移而授天下传"，说的是尧在桑树下把皇权禅让给了舜。

桑 *Morus alba* L. 为桑科桑属落叶乔木或灌木。叶入药名桑叶，根皮入药名桑白皮，嫩枝入药名桑枝，果穗入药名桑椹。根据《中国药典》记载，桑叶味甘、苦，性寒归肺、肝经，具有疏散风热、清肺润燥、清肝明目的功效；桑白皮，味甘，性寒，归肺经，具有泻肺平喘、利水消肿的功效；桑枝，味微苦，性平，归肝经，具有祛风湿、利关节的功效；桑椹，味甘、酸，性寒，归心、肝、肾经，具有滋阴补血、生津润燥的功效。

白蒿（蘩）

"春日迟迟，卉木萋萋。仓庚喈喈，采蘩祁祁"出自《诗经·小雅·出车》，"蘩"即指白蒿。

白蒿药用始载于《神农本草经》，言其"味甘平。主五脏邪气，风寒湿痹，补中益气，长毛发令黑，疗心悬，少食常饥。久服轻身、耳聪目明、不老。生川泽"，列为上品。

白蒿不仅具有药用价值，还是春天里一份不可多得的美味，初长出的嫩叶常常作为野菜供人食用，具有清热解毒的作用。正如苏轼《惠崇春江晚景二首》所言"蒌蒿满地芦芽短，正是河豚欲上时"。

白蒿 *Artimisiae* Sieversianae Ehrhart ex Wild. 为菊科蒿属多年生草本植物。根据《中华本草》记载，白蒿味甘，性平，具有清热利湿、凉血止血的功效。

车前草（芣苢）

"采采芣苢，薄言采之"出自《诗经·国风·周南·芣苢》。"芣苢"指的是车前草，《尔雅》中释作"芣苢，马舄"，其中"苢"通"苡"，"马舄"即车前。三国时期学者陆玑在《毛诗草木鸟兽虫鱼疏》中描述了车前的其他名称："此草好生道边及牛马迹中，故有车前、当道、马舄、牛遗之名。"

车前草是一种药食两用的植物，唐代时就被种植作为蔬菜食用。《本草纲目》中记载"唐代王旻《山居录》，有种车前剪苗食法，则昔人常以为蔬矣。今野人犹采食之"。《图经本草》记载："人家园圃或种之，蜀中尤尚。"可见宋代时也普遍种植车前草。车前的种子药用始载于《神农本草经》，言其"味甘，寒，无毒。治气癃，止痛，利水道小便，除湿痹，久服轻身耐老"，列为上品。《名医别录》记载了车前叶及根的功效："味甘，寒。主治金疮，止血，衄鼻，瘀血，血瘕，下血，小便赤，止烦，下气，除小虫。"另有成语"牛溲马勃"出自唐代韩愈《进学解》："牛溲马勃，败鼓之皮……医师之良也。"其中牛溲就是车前的别称。成语"牛溲马勃"比喻无用的东西在懂得其性能的人手里可成为良药。

车前草 *Plantago asiatica* L. 或平车前 *Plantago depressa* Willd. 为车前科车前属两年生或多年生草本植物，成熟种子入药名车前子、全草入药名车前草（彩图 2-2）。根据《中国药典》记载，车前子味甘、性寒，归肝、肾、肺、小肠经，具有清热利尿通淋、渗湿止泻、明目、祛痰的功效；车前草味甘、性寒，归肝、肾、肺、小肠经，具有清热利尿通淋、祛痰、凉血、解毒的功效。

川贝母（蝱）

"陟彼阿丘，言采其蝱（méng），女子善怀，亦各有行"出自《诗经·国风·鄘风·载驰》，陆玑在《毛诗草木鸟兽虫鱼疏》中注解"蝱，今药草贝母也"。"贝母"之名最早见于西汉前期的阜阳汉简《万物》"贝母已寒热也"，也是对贝母药性的最早记载。

《神农本草经》《名医别录》《药性论》《本草别说》等诸多药学古籍中记载了贝母的疗效，先秦时期，贝母已用作治疗郁结的良药，但未区分川贝母与浙贝母。《本草汇言》中记载"贝母生蜀中及晋地。又出润州、荆州、襄州者亦佳。江南诸州及浙江金华、象山亦有，但味苦恶，仅可于破血解毒药中用之"，首次区分了川贝母与浙贝母，并提到不同产区的川贝母品质。清代张石顽《本经逢原》中记载"川者味甘最佳，西者味薄次之，象山者微苦又次之"，认为不同贝母中川贝母味最佳。《本草纲目易知录》中总结了前人对不同贝母功效的认识，"川贝，理虚痰，润肺燥，功胜"记载了川贝化痰润肺的功效。

川贝母 *Fritillaria cirrhosa* D. Don 为百合科贝母属多年生草本植物，鳞茎入药（彩图 2-3）。根据《中国药典》记载，暗紫贝母、甘肃贝母、梭砂贝母、太白贝母或瓦布贝母均可入药。贝母味苦、甘，性微寒，归肺、心经，具有清热润肺、化痰止咳、散结消痈的功效。

栝楼（果蠃）

"果蠃之实，亦施于宇，伊威在室，蠨蛸在户"出自《诗经·国风·豳风·东山》，其中"果蠃"指栝楼。先秦时期《尔雅·释草》中记载"果蠃之实，栝楼"。栝楼以"栝楼根"之名作为药材始载于《神农本草经》，列为中品。《名医别录》中记载"栝楼根，无毒……一名果蠃，一名天瓜，一名泽姑。实名黄瓜"，记录了栝楼的多个别名。金元时期的"栝"与"瓜"，以及"楼"与"蒌"因同音开始混用，因此"栝楼"也写作"瓜蒌"。宋代的《图经本草》开始将栝楼根称天花粉，别名白药。明代《本草蒙筌》中记载："栝楼实，栝蒌根名天花粉，内有花纹天然而成，故名之。"其解释了"栝楼根"被称为"天花粉"的由来，即现在的药材名。

《神农本草经》中记载了栝楼的药性、药效及生境，"栝楼，味苦寒，主治消渴，身热烦满，大热，补虚，安中，续绝伤，一名地楼，生弘农川谷"，其中产地"弘农"即今河南洛阳以西至陕县即灵宝市附近。《名医别录》中同时记载了栝楼的根、叶及果实的药效，"栝楼根，无毒，主肠胃中痼热，八疸，身面黄，唇干口燥，短气，通月水，止小便利""茎叶，治中热伤暑，生洪农及山阴地，入土深者良，生卤地者有毒"。除药用外，古籍文献中也记载了栝楼的食用价值，《救荒本草》中记载"或为烧饼，或做煎饼，切细面，皆可食"。《本草蒙筌》记载了栝楼制作成粥食用，可润枯燥、补虚。

栝楼 *Trichosanthes kirilowii* Maxim. 为葫芦科栝楼属攀援藤本植物（彩图 2-4）。根入药名天花粉、果皮入药名瓜蒌皮、种子入药名瓜蒌子。根据《中国药典》记载，天花粉味甘、微苦，性微寒，归肺、胃经，具有清热泻火、生津止渴、消肿排脓的功效；瓜蒌皮味甘、性寒，归肺、胃经，具有清热化痰、利气宽胸的功效；瓜蒌子味甘、性寒，归肺、胃、大肠经，具有润肺化痰、滑肠通便的功效。

第二节 本草与《楚辞》

《楚辞》是中国文学史上第一部浪漫主义诗歌总集，全书以屈原作品为主，兼收宋玉及汉代淮南小山、东方朔、王褒、刘向等人辞赋共十六篇。后王逸增入己作《九思》，成十七篇。其余各篇也是承袭屈赋的形式，运用楚地文学样式、方言声韵和风土物产等，多利用比兴手法，通过植物特征表达其含义，用于政治讽谏、个人抒怀，讲述了知识分子的独善情怀、高洁品格，或是展示了楚地的山川人物、历史风情，具有浓厚的地域文化色彩。

柴胡（茹）

柴胡出自著名诗歌《楚辞·离骚》："揽茹蕙以掩涕兮，沾余襟之浪浪。"诗句表达作者屈原为自己生不逢时，不能实现理想抱负而痛哭的情景。其中"茹"就是柴胡，别名地熏、山菜、菇草、柴草。《离骚》中它是擦拭悲痛的绢襟，现实中它是疏肝解郁的良药。

柴胡入药始载于《神农本草经》，言其"主心腹，去肠胃中结气、饮食积聚、寒热邪气，推陈致新"，列为上品。柴胡的药用历史悠久。又根据产地环境和品种的不同，分为北柴胡、银柴胡、南柴胡三种。明代医药学家缪希雍，最开始将柴胡分为北柴胡和银柴胡："色白黄而大者名银柴胡，专用治劳热骨蒸，色微黑而细者为北柴胡，用于发表散热。"《本草纲目》又将柴胡分为北柴胡和南柴胡，"北地所产者，亦如前胡而软，今人谓之北柴胡是也，入药亦良，南土所产者不似前胡，正如蒿根，强硬不堪使用"。北柴胡和解退热、疏表之功效显著，且以生者为佳，用量宜稍重，多用于外感热病，正如《本草求真》所言"解散宜北柴胡"。南柴胡偏于疏肝解郁、升阳散邪，常用于因郁致热的内伤杂病，疏肝解郁宜醋炙，升阳可生用或酒炙，用量宜稍轻。对于阳虚发热、骨蒸劳热、凉血，银柴胡的功效优于北柴胡和南柴胡。清代汪昂《本草备要》记载："热有在皮肤，在脏腑，在骨髓。在骨髓者，非柴胡不可，若得银柴胡只须一服，南方者立减，故三服乃效。"

柴胡 *Bupleurum chinense* DC. 或狭叶柴胡 *Bupleurum scorzonerifolium* Willd. 为伞形科柴胡属多年生草本植物，根茎入药（彩图 2-5）。根据《中国药典》记载，柴胡味辛、苦，性微寒，归肝、胆、肺经，具有疏散退热、疏肝解郁、升举阳气的功效。

高良姜（杜若）

杜若出自《楚辞·九歌·湘君》"采芳洲兮杜若，将以遗兮下女"，作者通过描绘自然风光表达对纯洁美好事物的向往，其中的杜若就是高良姜。高良姜又名杜若、良姜、小良姜、海良姜、蛮姜和佛手根等。

高良姜药用始载于《名医别录》，言其"大温，主治暴冷，胃中冷逆，霍乱腹痛"，列为中品。《本草经集注》记载："高良姜，出高凉郡。"高凉郡现为今广东省湛江、茂名（高州）等地。因出于徐闻县古高凉郡，故名高凉姜，后因谐音而讹称高良姜。

高良姜作为一种药食同源的温里药，用药历史悠久。《证类本草》《药性论》《本草拾遗》等都有记载。《本草纲目》在之前的基础上又加"健脾胃，宽噎膈，破冷癖，除瘴疟"等功效。杜若（高良姜）古时多代表美好与希望，因其锦绣的外表，多成为古人赠予家人、爱人、友人的美好赠物。《本草纲目》中记载"叶似姜，花赤色"花姿秀丽，堪比兰花之美。苏东坡被贬海南途经徐闻时病倒，当地人用高良姜煮水给他服用，病好后，苏轼特意去了解这种植物，并留诗赞扬它的功效："秦时明月汉时关，冠头岭上高良姜；香飘四季闻海内，本草遗风此处扬。"此后苏轼将高良姜进献给当时的皇帝，徐闻良姜就成为皇宫的贡品。2016年徐闻良姜被列为中国国家地理标志产品。

高良姜 *Alpinia officinarum* Hance 为姜科山姜属多年生草本植物，根茎入药。按照《中国药典》记载，高良姜味辛，性热，归脾、胃经，具有温胃止呕、散寒止痛的功效。

射　干

射干出自《楚辞·九叹·愍命》"掘荃蕙与射干兮，耘藜藿与襄荷"，诗句表达了作者屈原控诉君王不辨香臭，致使人才凋零的主题思想。

射干之名最早出现于《荀子·劝学》篇："西方有木焉，名曰射干，茎长四寸，生于高山之上，而临百仞之渊，其茎非能长也，所立者然也。"射干株型高大，叶形似剑，花似蝴蝶，具有较高的观赏价值，在古代，人们赋予了它居高望远的意象。魏晋诗人阮籍在《咏怀·其二十二》中写道"修竹隐山阴，射干临层城"；《荀子·劝学》在"蒙鸠与射干"的故事中也提到射干"生于高山之上，而临百仞之渊"。

射干入药始载于《神农本草经》，言其"主咳逆上气，喉痹咽痛，不得消息，散结气，腹中邪逆，食饮大热"，列为下品。《滇南本草》在此基础上，增加了"乳蛾，疰腮红肿，牙根肿烂，攻散疮痈一切热毒等症"。《本草纲目》中特别强调了射干"治喉痹咽痛为要药"。

射干 *Belamcanda chinensis*（L.）DC. 为鸢尾科射干属多年生草本植物，根茎入药。按照《中国药典》记载，射干味苦，性寒，归肺经，具有清热解毒、消痰、利咽的功效。

辛夷（木兰）

木兰出自《楚辞·离骚》："朝搴阰之木兰兮，夕揽洲之宿莽。"其因"色白微碧、香味似兰"而得名。木兰花苞有毛尖长如笔，又称木笔。明代张新在《辛夷》一诗中写道："梦中曾见笔生花，锦字还将气象夸。谁信花中原有笔，毫端方欲吐春霞。"玉兰为中国特有物种，其干燥花蕾入药名辛夷。

辛夷始载于《神农本草经》，言其"主五脏身体热，头风脑痛，面皯"，列为上品。《本草疏经》《本草新编》增加了"解肌，通鼻塞涕出"等功效。《济生方》中的辛夷散和《御药院方》中的辛夷膏均可用来治疗治肺虚鼻塞、鼻息肉等。

玉兰花开辛夷香，不但入药历史悠久，也是常见的景观植物，古往今来受到文人墨客的追捧。唐代诗人王维在《辛夷坞》中用"木末芙蓉花，山中发红萼"来形容紫玉兰的优雅绚丽。文徵明在《玉兰》一诗中用"绰约新妆玉有辉，素娥千队雪成围"形容玉兰花似玉香如兰，仿佛羊脂白玉雕刻在枝头。古代皇家园林更是用玉兰、海棠、桂花、牡丹等来彰显皇家的玉堂富贵。

玉兰 *Magnolia denudata* Desr.、望春花 *Magnolia biondii* Pamp. 或武当玉兰 *Magnolia sprengeri* Pamp. 为木兰科木兰属落叶大灌木或小乔木，花蕾入药，名辛夷。根据《中药药典》记载，辛夷味辛，性温，无毒，归肺、胃经，具有散风寒、通鼻窍的功效。

苍耳（菤耳）

苍耳出自《楚辞·九思·哀岁》："椒瑛兮湟汙，菤耳兮充房。"其中的"菤耳"即苍耳，果实带刺，被视为恶草，喻小人。因其子如耳硝，得"耳"之名，熟后色青黑，即苍色，故名苍耳。苍耳在《毛诗草木鸟兽虫鱼疏》《诗经·周南》《尔雅》等古代文学作品中随处可见。《本草乘雅半偈》对其记述更加详细，"茎高四五尺，有黑色斑点，叶如葵，四畔宽纽，七八月开细白花……又如茄""形如鼠耳，丛生如盘"。

苍耳入药始载于《神农本草经》，言其"味甘温，主风头寒痛，风湿周痹，四肢拘挛痛，恶肉死肌，久服益气，耳目聪明，强志轻身，一名胡，一名地葵"，列为中品。苍耳作为一味解表药用药历史悠久。《日华子本草》载其"治一切分气，填髓，暖腰脚，治瘰疬疥癣，及瘙痒"。《千金翼方》《本草蒙筌》《太平圣惠方》《本草再新》《本草汇言》等还记载苍耳子可以治牙痛、目痛、大麻风、头痛、妇人风瘙瘾疹及身痒不止等。宋代文豪苏轼在《用过韵冬至与诸生饮酒》诗中写道："黄姜收土芋，苍耳斫霜丛。"其弟苏辙写诗《逊往泉城获麦》："归来烂熳煮苍耳，来岁未知还尔熟。"兄弟俩对它的功效都赞不绝口。

苍耳 *Xanthium sibiricum* Patr. 为菊科苍耳属一年生草本植物，果实入药，名苍耳子。根据《中国药典》记载，苍耳子味辛、苦，性温，有毒，归肺经，具有散风寒、通鼻窍、祛风湿的功效。

石韦（石兰）

石韦出自《楚辞·九歌·湘夫人》，"白玉兮为镇，疏石兰兮为芳"。作者极力表现湘君与湘夫人相会处的华美艳丽。其中的石兰就是石韦。《名医别录》记载其"蔓延石上，生叶如皮，故名石韦"。石韦还有石樀、石皮、石苇、金星草等别名。

石韦药用始载于《神农本草经》，言其"主劳热邪气，五癃闭不通，利小便水道"，列为中品。《名医别录》对其使用方法做了介绍，"凡用去黄毛。毛射人肺，令人咳，不可疗"。《本草纲目》曰其"主崩漏金疮，清肺气"。石韦用药品种混乱，清代《植物名实图考》记载"石韦，种类殊多，今以面绿，背有黄毛，柔软如韦者为石韦，余皆仍俗名以别之"。《中国药典》收录石韦药材正品三种，但其他石韦种类也在应用，有的只限于地区用药。古代本草记载的石韦药用品种本身存在变迁，主要来源是石韦 *P. lingua.*、庐山石韦 *P. sheareri* 和北京石韦 *P. davidii*，后者至今在甘肃、陕西等西北地区沿用，资源较丰富。

石韦为水龙骨科石韦属附生蕨类植物，叶入药（彩图 2-6）。按照《中国药典》记载，庐山石韦 *Pyrrosia sheareri*（Bak.）Ching、石韦 *Pyrrosia lingua*（Thunb.）Farwell 或有柄石韦 *Pyrrosia petiolosa*（Christ）Ching 均可作为药材。石韦味甘、苦，性微寒，归肺、膀胱经，具有利尿通淋、清肺止咳、凉血止血的功效。

杜　衡

杜衡出自祭湘水女神的诗歌《楚辞·九歌·湘夫人》："芷葺兮荷屋，缭之兮杜衡。"杜衡之名最早见于《山海经》，书中记载："天帝之山，有草状如葵，其臭如蘪芜，名曰杜衡。"《本草图经》谓之"叶似马蹄，故名马蹄香……或曰马得之而健走……今人用作浴汤及衣香，甚佳"。由此可见杜衡作为中药材已经具有很长时间的药用历史。其别名有土杏、马蹄香、土细辛、杜葵等。

杜衡入药始载于《名医别录》，言其"主风寒咳逆"，列为中品。《药性论》中增加了"止气奔喘促，消痰饮，破留血，主项间瘤瘿之疾"等功效。《本草纲目》全面阐述了杜衡的功效："散风寒，下气清痰，行水破血，杀虫。"

杜衡 *Asarum forbesii* Maxim. 为马兜铃科细辛属的多年生草本植物，全草入药。按照《中药大辞典》记载，杜衡味辛，性温，无毒，归肝、肾经，具有散风逐寒、消痰行水、活血、平喘、定痛的功效。

马　兰

马兰出自《楚辞·七谏·怨世》，"蓬艾亲入御于床笫兮，马兰踸踔而日加"。《日华子本草》记录马兰"生泽旁，如泽兰气臭"，解释了《楚辞》以马兰为恶草、喻恶人的原因。《本草纲目》云"俗称物之大者为马也，叶子似兰而大"，故有马兰此名，又因"以其花似菊而紫"名紫菊。其亦有阶前菊、马兰头、马兰菊等别名。

马兰入药始载于《本草拾遗》，言其"味辛，平，无毒，主破宿血，生捣敷蛇咬"。《本草纲目》新增了"养新血，止鼻衄、吐血，合金疮，断血痢，诸菌毒，蛊毒。及腹中急痛，痔疮"的功效；《本草正义》曰"最解热毒，能专入血分，止血凉血，尤其特长"。

马兰不仅是一味中药，还是民间常常食用的野菜，明代《救荒本草》中记载采摘和处理方法，"马兰头，救饥采嫩苗叶，煤熟新汲水浸去辛味，淘洗净油盐调食"。每年的3～4月正是马兰叶的食用季节，采摘其嫩叶，伴随叶香焯水凉拌，是一道不可多得的美食。难怪宋代诗人陆游在《戏咏园中春草》中写道："不知马兰入晨俎，何似燕麦摇春风？"

马兰 *Aster indicus* L. 为菊科紫菀属多年生草本植物，全草或根入药。按照《中华本草》记载，马兰味辛，性凉，归肺、肝、胃、大肠经，具有凉血止血、清热利湿、解毒消肿的功效。

第三节　本草与古诗词

中华古典诗词与中医药是中华民族传统文化中的两大瑰宝，在千百年的历史发展进程中，互相融合渗透，出现了"儒医文化""本草诗"和"药名诗"等独具特色的中医药诗词。这些诗词通常会以本草中的药物名称和药性来撰写本草歌赋，有些也会运用本草知识，借药抒怀等。很多本草的药名除了形质兼备、动静相宜外，又在俗中见雅之间立意新奇。这些诗词让人们既能了解中医药文化丰厚的底蕴，又可体验诗词中觅良药的乐趣。本草诗赋发端于南齐，由王融首创《药名诗》为开端。此外，同时期南朝的创作还有梁朝沈约的《奉和竟陵王药名诗》、庾肩吾的《奉和药名诗》、萧纲的《药名诗》等。南朝时期的诗人造就了药名诗的兴起之势。因此，多数学者认为在南朝出现的集体有意识的创作可视为药名诗的开端。唐宋元时期，是药名诗发展的繁荣期。唐宋时期的张籍、白居易、杜甫、皮日休、陆龟蒙、陈亚、黄庭坚、苏东坡、柳宗元、辛弃疾、苏轼、秦观、孔平仲、陆游和洪皓等都有成名药名诗留下。

药名诗

南朝齐·王融

重台信严敞，陵泽乃间荒。石蚕终未茧，垣衣不可裳。
秦芎留近咏，楚蘅搋远翔。韩原结神草，随庭衔夜光。

全诗通过描写药名隐喻作者的政治抱负不得施展的无奈心情。诗中共八味中药：重台（玄参）、陵泽（甘遂）、石蚕、垣衣（苔藓）、秦芎（芎䓖）、楚蘅（杜衡）、神草（人参）、夜光。

玄参（重台）

重台即为玄参（又名元参），始载于《神农本草经》，言其"味苦，微寒。主腹中寒热积聚，女子产乳余疾，补肾气，令人目明，一名重台"，列为中品。玄即黑色，因其根在干燥之后呈现黑色，并且根的形态酷似人参，故名"玄参"，又因玄参叶两两相对，叶间出花，重重成层，故名"重台"，另有鹿肠、元台、正马、鬼藏和端等别称。另外，玄参的品种、分布与道地产区等在历代本草中均有详细记载，其中浙江磐安、湖北、四川为玄参的传统道地产区，属"浙八味"之一。

最初《神农本草经》记载玄参具有清热解毒、解毒散结的功效，可补肾气，使人明目；到了汉末时期，玄参又增加了治疗"中风，伤寒，狂邪，身热支满"等功效。清代之前玄参的功效记载颇为混乱，清代之后其功效才逐渐统一，主要记载了玄参的利水、清热、解毒、凉血等功效，更有"玄参酒巧降张飞火"治牙痛的典故。

玄参 *Scrophularia ningpoensis* Hemsl. 为玄参科玄参属多年生草本植物，根部入药。按照《中国药典》记载，玄参味苦、甘、咸，性微寒，归肺、胃、肾经，具有清热凉血、滋阴解毒的功效。

甘遂（陵泽）

在药名诗中，陵泽即为甘遂。甘遂入药始载于《神农本草经》，言其"主治大腹疝瘕，腹满，面目浮肿，留饮宿食，破癥坚积聚，利水谷道"，列为下品。在《本草纲目》中甘遂被归入毒草类。《本草崇原》中记载："土味曰甘，径直曰遂。甘遂味苦，以其泄土气而行隧道，故名甘遂。"而在《本草原始》中描述甘遂："甘者，药之味；遂者，田沟行水之道。此药专于行水攻决，故名甘遂。"除正名外，甘遂还有许多异名，如主田、白泽、重泽、鬼丑、陵藁、甘藁、甘槁、甘泽等，在不同地区还有俗称，在河南被称为九头狮子草，在西北被称为猫眼儿等。

《名医别录》中补充"味甘，大寒，有毒。主下五水，散膀胱留热，皮中痛，热气肿满"。《药性论》称："味苦。能泻十二种水疾，能治心腹坚满，下水去痰水，主皮肌浮肿。"从历代医家的记载可以看出，甘遂味甘苦，性大寒，有毒。明代诗人萧韶的《药名闺情诗》"镜里孤鸾甘遂死，引年何用觅昌阳"也印证了甘遂的毒性。现代中药研究表明，生甘遂中主要活性成分为萜类物质，具有抗癌、抗病毒等活性，同时也是其主要刺激性和毒性成分。关于甘遂的产地，历代文献记载均认为京西者上，故有京甘遂之称。目前甘遂药材主产区为山西、河南、陕西等地区，其中陕西甘遂的产量大且质量佳。

甘遂 *Euphorbia kansui* T.N.Liou ex T.P.Wang 为大戟科大戟属多年生草本植物，块根入药。按照《中国药典》记载，甘遂味微苦，性寒，有毒，归肺、肾、大肠经，具有泻水逐饮、消肿散结的功效。

川芎（芎藭）

王融的《药名诗》中的秦芎，主要指的是当时四川金佛山的"芎藭"。古书记载的芎藭最早源于野生藁本 *Ligusticum. sinense* Oliv.，到了南朝梁代时，历阳出现了栽培品，称为"马衔芎藭"。而秦地芎藭在唐代以后因栽培而出现分化，形成西芎与川芎。芎藭到川芎的名字经历了一个漫长的演变。"芎䓖"最早出现在先秦著作中,《山海经·西山经》中记载"号山,其草多芎䓖"。汉代《范子计然》云"芎䓖生始无,枯者善""始无"应指地名,已难考证。魏晋时期的《吴普本草》虽然对芎䓖进行了产地和形态的描述,但是对于芎䓖基原的描述又与藁本混淆。在唐代《新修本草》中,芎䓖的栽培品川芎首次被记载。到了宋代《本草图经》开始,川产芎䓖形成主流商品。范成大在《吴船录》中描述道"癸酉西登山五里,至上清宫……道人于此种川芎",上清宫就是现在的四川省都江堰市,当时上清宫隶属于永康军,《本草图经》将品质上乘的川产芎䓖称为"雀脑芎"。元代的《汤液本草》记载中首次以"川芎"之名代替"芎䓖"。川芎的名字由来还有"仙鹤引路,孙思邈偶识川芎"典故,药王感慨:"青城天山幽,川西第一洞,药草过仙鹤,苍穹降良药。"

川芎入药历史悠久。以藁本之名始载于《神农本草经》,言其"主妇人疝瘕,阴中寒肿痛,腹中急,除风头痛,长肌肤;说颜色",列为中品。《名医别录》《药性论》对其功效都有扩增,《日华子本草》对其功效概述为:"治一切风,一切气,一切劳损,一切血,补五劳,壮筋骨,调众脉……及排脓消瘀血。"此外,川芎不仅具有药用价值,同时也是一味药食同源的药材,常用于煲汤、炖肉和熬粥,有行气开郁,入肝理血,上到头目,下到血海的功效。

川芎 *Ligusticum chuanxiong* Hort. 为伞形科藁本属多年生植物,根茎入药。按照《中国药典》记载,川芎味辛,性温,归肝、胆、心包经,具有活血行气、祛风止痛的功效。

药名诗

南朝梁·萧纲

朝风动春草,落日照横塘。重台荡子妾,黄昏独自伤。
烛映合欢被,帷飘苏合香。石墨聊书赋,铅华试作妆。
徒令惜萱草,蔓延满空房。

全诗用了多个中药名以描写闺怨爱情诗,包含春草(白薇)、横塘(莨菪)、重台(重楼)、合欢、苏合香、铅华(铅粉)、萱草、"蔓延"(王孙)。

白薇(春草)

诗中的春草即白薇,始载于《神农本草经》,言其"主暴中风,身热肢满,忽忽不知人,狂惑邪气,寒热酸痛,温疟洗洗,发作有时",列为中品。《本草纲目》中解释其名的由来"薇,细也,其根细而白也",故名白薇。《名医别录》曰"一名白幕,一名薇草,一名春草,一名骨美,生平原,三月三日,采根阴干"。此外还有薇草、知微老、老瓜瓢根、山烟根子、百荡草、白马薇、老君须等别名。

白薇入药历史悠久。《名医别录》云"疗伤中淋露。下水气,利阴气,益精,久服利人"，《本草纲目》则曰"治风温灼热多眠，及热淋，遗尿，金疮出血"。如果患者患温热病，热入营血，高热烦渴，甚至神昏，这时就可以用白薇。白薇苦寒，可以利尿通淋，对治疗膀胱湿热导致的淋证有显著疗效。白薇还可以清热凉血，解毒消肿，经常用来治疗血热毒盛导致的皮肤疔疮痈肿等。另外，古时候人们还用白薇来治疗蛇毒。

白薇虽不似植物中"四大君子"那么响亮，但有一个淡雅、温柔的名讳，宋代词人严羽、明代周伦等就被其独特的魅力所吸引，在《送严次山》和《重忆》中写下"南山多紫芝，北山多白薇"和"白薇封径雪，红药散溪霞"的优美诗句。

白薇 *Cynanchum atratum* Bge. 或蔓生白薇 *Cynanchum versicolor* Bge. 为萝摩科鹅绒藤属直立草本植物，根茎入药。按照《中国药典》记载，白薇味苦、咸，性寒，归胃、肝、肾经，具有清热凉血、利尿通淋、解毒疗疮的功效。

莨菪（横塘）

莨菪始载于《神农本草经》，言其"主齿痛出虫，肉痹拘急，使人健行，见鬼，多食令人狂走。久服轻身，走及奔马，强志益力，通神"，列为下品。《普济方》描述"莨菪一名横唐、行唐，全方家多作狼蓎、天仙子"。《本草纲目》中记载"莨菪音浪荡"。

莨菪的种子称为天仙子，药用历史悠久。《名医别录》言其"有毒。疗癫狂风痫，颠倒拘挛"。古人用天仙子施法，或作成致幻迷药，亦曾被用来镇静止痛。《本草纲目》载"莨菪……皆能令人狂惑，昔人有未发其义者，盖此者皆有毒，能使痰迷心窍，蔽其神明，以乱其视听故耳"。李时珍认为莨菪是使人放荡发狂的药。《资治通鉴》记载："安禄山屡诱奚、契丹，为设会，饮以莨菪酒，醉而阬（坑）之，动数千人。"莨菪花冠钟形，脉纹紫堇色或黑紫色，花朵绽放时具有刺激性臭味，又因为它的致幻效果，可使人精神错乱，如神如仙，后人赋予它的花语大多较为阴暗邪恶。

莨菪 *Hyoscyamus niger* L. 为茄科天仙子属二年生草本植物，种子入药，名天仙子。按照《中国药典》记载，莨菪味苦、辛，性温，有大毒，归心、胃、肝经，具有解痉止痛、平喘、安神的功效。

奉和竞陵王药名诗

南朝·沈约

丹草秀朱翘，重台架危阙。木兰露易饮，射干枝可结。
阳隰采辛夷，寒山望积雪。玉泉亟周流，云华乍明灭。
合欢叶暮卷，爵林声夜切。垂景迫连桑，思仙慕云埒。
荆实剖丹瓶，龙刍汗奔血。别握乃夜光，盈车非玉屑。
细柳空葳蕤，水萍终委绝。黄符若可把，长生永昭晳。

诗中描写经过战争洗礼之后的深冬山夜的凄凉景象，令人愁肠千结，思绪万千。全诗共使用了 13 种中药：丹草、木兰（辛夷）、玉泉（玉液）、射干、积雪（积雪草）、合欢、桑、荆实（牡荆）、龙刍（野灯心草）、柳、葳蕤（玉竹）、水萍、长生（石长生）。

积雪草

积雪草始载于《神农本草经》，言其"生川谷，想此草以寒冷得名耳"，列为中品。积雪草原产于印度，现广泛分布于热带、亚热带区，在我国主要分布于长江以南各省，喜生于湿润的河岸、沼泽、草地中，正如《天宝单行方》云"好近水生，经冬不死"。《全国中草药汇编》言其"全年可采"，记录积雪草植物的生境和习性。因其经冬寒积雪而不凋，而有"积雪草"之名。积雪草的叶片非常特别，像碗崩了一个缺口，也叫"崩大碗"，又似铜钱少了一块，又名"破铜钱"，叶片也像马蹄状，所以也称作"马蹄草""雷公根"等。

积雪草的用药历史悠久。《神农本草经》记载积雪草的功效"主大热，恶疮，痈疽，浸淫，赤熛，皮肤赤，身热"。《药性本草》中记载"治凛病鼠漏，寒热时节往来"。《本草纲目拾遗》增加了"主暴热，小儿丹毒，寒热，腹内热结"的功效。积雪草还可用于祛瘢痕、促进伤口愈合。民间传说老虎受伤后，会找有积雪草的地方滚一滚，沾上积雪草的汁液，伤口就好得快。宋代《本草图经》中记载，在江浙一带，人们用积雪草来制作茶饮。另外，随着科技的发展，积雪草因其抗菌、抗炎、促进伤口愈合、修复瘢痕和抗衰老等作用，在美容界被称为"植物胶原蛋白"，被广泛地用于护肤产品中。

积雪草 Centella asiatica（L.）Urb. 为伞形科积雪草属多年生草本植物，全草入药。按照《中国药典》记载，积雪草味苦、辛，性寒，归肝、脾、肾经，具有清热利湿、解毒消肿的功效。

合 欢

合欢作为药材名称最早记载于《神农本草经》，言其"主安五脏，利心志（《艺文类聚》作和心志，《御览》作和心气），令人献乐无忧。久服轻身明目得所欲"，列为中品。明代陈嘉谟在《本草蒙筌》中曾通过合欢枝叶的开合特点来解释其名称："叶如槐叶甚密繁，木似梧桐但枝软。其枝互相交合，风来辄自解开，故因名曰合欢。"因为合欢的叶子和槐叶相似，且至暮则合，所以也称为合昏或合婚，俗称马樱花、夜合花、榕花等。《本草纲目》记载："合欢，释名合昏、夜合、青裳、萌葛、乌赖树。"

合欢花在中国寓意美好，是吉祥之花，常常植于庭院之中，希冀夫妻和谐、邻里和睦。清代李渔说："萱草解忧，合欢蠲忿，皆益人情性之物，无地不宜种之。凡见此花者，无不解愠成欢，破涕为笑，是萱草可以不树，而合欢则不可不栽。"诗句无不反映出合欢皮和合欢花主要用于安神解郁。合欢皮还有消肿活血和杀虫的功效。合欢的入药部位在《神农本草经》中并未明确指出，唐代时合欢的入药部位为合欢皮，到清代以后，合欢花和合欢皮一起入药，除此之外，合欢的枝和根也都曾入药。清代《验方新编》记载："漏腮，内服荆防败毒散，外用夜合花树皮煎水洗，用夜合树皮捣融敷。再用夜合花根煎浓汤，时含口内。有人患此十年不愈，照此治之，收口断根。"此外，合欢也可以与其他药配合使用，如宋代方剂"至圣膏方"中就有合欢，用于治疗痈疽诸疮；和乳香、麝香搭配内服可用于治疗打扑伤损筋骨等。

合欢 *Albizia julibrissin* Durazz. 为豆科合欢属的落叶乔木，皮入药名合欢皮、花序和花蕾入药名合欢花。按照《中国药典》记载，合欢皮味甘，性平，归心、肝、肺经，具有解郁安神、活血消肿的功效；合欢花味甘、性平，归心、肝经，具有解郁安神的功效。

灯心草（石龙刍）

石龙刍，始载于《神农本草经》，言其"味苦，微寒。主心腹邪气，小便不利，淋闭，风湿，鬼疰恶毒。久服补虚羸，轻身，耳目聪明，延年。一名龙须，一名草续断，一名龙珠"，列为上品。李时珍在《本草纲目》中记载："刈草包束曰刍。此草生水石之处，可以刈束养马，故谓之龙刍。"晋代崔豹《古今注》云："世言黄帝乘龙上天，群臣攀龙须坠地生草。"《本草崇原》记载："石龙刍气味苦寒，生于水石间，得少阴水精之气化，故以龙名。又，龙能行泄其水精也，主治心腹邪气者，少阴水精之气，上交于心，则心腹之邪气可治也。"石龙刍也叫龙须草、草续断、龙珠。历代医书记载比较混乱，经常出现异物同名的现象。龙须草在清代赵学敏的《本草纲目拾遗》中明确记载："一名叉鸡草、绿袍草、铁线草、人字草。似扁蓄而小，细圆，与《纲目》石龙刍别。"

石龙刍为灯心草科植物野灯心草的全草，生长于水田等潮湿环境中，分布于广西、浙江等地。石龙刍的入药历史悠久。经常出现在一些中药复方中：石龙刍可以和胡须草、木通、车前草和甘草组成复方治疗通淋；石龙刍干草烧成灰涂乳上饲小儿可以治小儿夜啼；石龙刍也可以和胡须草一同煎服治疗牙痛等。

灯心草 *Juncus effusus* L. 为灯心草科灯心草属多年生草本植物，茎髓入药。按照《中国药典》记载，灯心草味甘、淡，性微寒，归心、肺、小肠经，具有清心火、利小便的功效。

玉　竹

玉竹又作葳蕤、萎蕤、女萎、玉马、地节、虫蝉、乌萎、荧等。古时本草中常以萎蕤作为正名，而"玉竹"一名仅多见于处方中。近现代书籍文献则多以"玉竹"为正名。玉竹始载于《神农本草经》，言其"主中风暴热，不能动摇，跌筋结肉，诸不足。久服，去面黑鼾，好颜色，润泽，轻身不老"，列为上品。《名医别录》言其"一名荧，一名地节，一名玉竹，一名马薰"。《本草便读》曾解释："玉竹其根，多节多须。如缨络下垂之状。而有威仪。故又一名葳蕤。"葳蕤因为茎似竹节，叶片如竹叶一般光亮，地下根状茎分节很多，故名玉竹、地节等。

玉竹作药用的历史悠久。《名医别录》云："葳蕤。无毒。主治心腹结气，虚热，湿毒，腰痛，茎中寒，及目痛眦烂泪出。"清代对玉竹的功效有较明确详细的认识：养胃生津和滋阴润肺等。古人称玉竹平补而润，兼有除风热之功，故能驻颜润肤，祛病延年。相传，在唐代有一宫女，因不堪忍受皇宫生活逃出后躲入深山老林，靠采玉竹为食，60 岁回到家乡，乡亲见她依然是当年进宫时的青春容貌，惊叹不已。明代陈献章在《社西村·其五》中写道："社西逢酒伴，埭北有花枝。讵识愚公意，聊同牧竖嬉。围棋松崦久，度马板桥迟。袖有葳蕤草，还家不告饥。"其指出玉竹药食同源的特性。在民间食疗方法中，玉竹鸡、玉竹泥鳅汤、玉竹鱼汤、玉竹炖鸭颈、玉竹绿豆芽汤等佳肴经常出现在人们的餐桌上。玉竹喜凉爽湿润的环境，耐寒、耐阴，常生长于山野潮湿之处（如林下和灌木丛中）。从地理分布看，玉竹在我国华北、华南和华东均有生长。

玉竹 *Polygonatum odoratum*（Mill.）Druce 为百合科黄精属多年生草本，根茎入药（彩图 2-7）。按照《中国药典》记载，玉竹味甘、性微寒，归肺经、胃经，具有养阴润燥、生津止渴的功效。

浮萍（水萍）

水萍又名浮萍。始载于《神农本草经》，言其"暴热身痒，下水气，胜酒，长须发，止消渴。久服轻身。一名水华。生池泽"，列为中品。因其生于水面，浮于水上而得名。《新修本草》记录："水萍者有三种：大者名萍，中者曰荇，小者即水上浮萍……水上小浮萍主火疮。"浮萍即水上小浮萍，品种和形态并无描述。宋代《圣济总录》首次单独记载了"紫萍"这一品种并与其他"小浮萍"区别开来。直至明代《本草纲目》才对浮萍有了较详细的记录，"一种面背皆绿，一种面背皆紫"，分别与现今浮萍科植物青萍和紫萍对应。李时珍还明确指出紫萍质优，而绿萍质劣不能等同入药。2020 年版《中国药典》中收录药材浮萍为紫萍全草。

浮萍入药历史悠久。《本草衍义补遗》云："水萍，发汗尤甚麻黄。"《本草纲目》载"浮萍，其性轻浮，入肺经，达皮肤，所以能发扬邪汗也……浮萍主治暴热身痒"，指出浮萍有宣散风热的功效，李时珍认为浮萍有透疹止痒的功效，常配合疏风解表药蝉蜕来治疗荨麻疹。相传楚汉相争时，楚霸王项羽兵败后至乌江，受江面寒风侵袭，军中将士身上起满了瘙痒难忍的风疙瘩，发热恶寒，困于江岸。项羽见状十分焦急，沿江徘徊，突见江边水面上浮萍，心中大喜，忙叫人采摘煎煮后让众人服用，热退疹消。孙思邈《备急千金要方》中认为浮萍"治小便不通，利膀胱胀，水气流肿，水上浮萍，暴干，末，服方寸匕，日三服"。浮萍经常和连翘、麻黄配伍治疗水肿尿少。《活人事证药方》有关于浮萍的歌诀："天生灵草无根干，不在山间不在岸。始因飞絮逐东风，泛梗青青浮水面。神仙一味去沉疴，采时须是七月半。选是瘫风与大风，铁幞头上也出汗。"歌诀介绍了浮萍的生长地点及环境、采收时节和主要药效等。

浮萍 *Spirodela polyrrhiza*（L.）Schleid. 为浮萍科紫萍属漂浮植物，全草入药。根据《中国药典》记载，浮萍味辛、性寒，归肺经，具有宣散风热、透疹、利尿的功效。

荆州即事（药名诗八首）

北宋·黄庭坚

四海无远志，一溪甘遂心。牵牛避洗耳，卧着桂枝阴。

前湖后湖水，初夏半夏凉。夜阑乡梦破，一雁度衡阳。

千里及归鸿，半天河影东。家人森户外，笑拥白头翁。

天竺黄卷在，人中白发侵。客至独扫榻，自然同此心。

垂空青幕六，一一排风开。石友常思我，预知子能来。

幽涧泉石绿，闭门闻啄木。运柴胡奴归，车前挂生鹿。

雨如覆盆来，平地没牛膝。回望我夷陵，天南星斗湿。

使君子百姓，请雨不旋覆。守田意饱满，高壁挂龙骨。

全诗以远志、甘遂、牵牛、桂枝、前胡、半夏、兰香（阑乡）、杜衡、千里光、鸿、半天（半边苏）、人森（人参）、白头翁、天竺黄、人中白、独活、铜、青黛、石友、预知子、石绿、啄木（鸟）、柴胡、车前子、覆盆子、牛膝、天南星、使君子、旋覆花、龙骨共 30 种中药构成，表达了作者仕途不顺的无奈和归隐之心。

牵牛子

牵牛子始载于《名医别录》，言其"主下气，治脚满水肿，除风毒，利小便"，列为下品。梁代的《本草经集注》记载："人牵牛易药，故以名之。"《本草纲目》加以引申：曰"近人隐其名为黑丑，白者为白丑。盖以丑属牛也。"故而又称其为黑丑、白丑。除此之外，牵牛子还有很多别名，如《雷公炮炙论》中的"草金零"、《本草图经》中的"金玲"、《本草纲目》中的"金铃象子形"和"狗耳象叶形"、喇叭花、打碗花等。明代陈嘉谟在《本草蒙筌》中，对牵牛子的植物描述为"不拘州土，处处有之。仲春时，旋生苗作藤，蔓绕墙垣篱堑……九月采收曝干，多有黑白两种"。

牵牛子入药历史悠久。唐代《备急千金要方》中水服牵牛子末可治水肿。《本草衍义》记载将牵牛子与桃仁做成蜜丸可治大肠风秘、壅热结涩。

历史上有不少描写牵牛子的诗作。北宋词人秦观在《牵牛花》诗云："银汉初移漏欲残，步虚人倚玉阑干。仙衣染得天边碧，乞与人间向晓看。"诗中以花朵比喻仙女的衣裳，把天边渲染成碧青色。牵牛花的花期从盛夏到深秋，南宋诗人李谦在《秋怀五首》中写道："离离牵牛花，紫蔓绕业棘。秋风一披拂，苒苒弄寒色。"

牵牛为裂叶牵牛 *Pharbitis nil*（L.）Choisy 或圆叶牵牛 *Pharbitis purpurea*（L.）Voigt

旋花科牵牛属一年生草本植物，种子入药。根据《中国药典》记载，牵牛子味苦，性寒，有毒，归肺、肾、大肠经，具有泻水通便、消痰涤饮、杀虫攻积的功效。

覆盆子

覆盆子最早以"蓬蘽（péng lěi）"之名记载于《神农本草经》中，言其"主安五脏，益精气，长阴令坚，强志，倍力有子。久服轻身不老。一名覆盆。生平泽"。以覆盆子之名始载于《名医别录》，"一名陵蘽，一名阴药，生荆山及冤句"，位列中品。《本草衍义》中记载覆盆子"益肾脏，缩小便，服之当覆其溺器，如此取名也"。明代著名医药学家李时珍在《本草纲目》酒制法中记载："热厥头痛，大黄酒炒三次；虚寒遗尿，覆盆子酒焙末服；食积腹痛，神曲烧红淬酒服；冻疮、漆疮，猪膏化酒多饮；肝虚目汗，松脂酿酒饮。"除此之外，覆盆子干可以单独泡开水服用，也可以搭配蜂蜜、枸杞或桂圆泡水喝。还可以将其以辅料形式添加到汤、粥中做成药膳，或与沙苑子、山茱萸、芡实、龙骨等补肾涩精药配伍，亦可与桑椹、枸杞子、怀生地等相配。

在一些中国古代文学中，人们常会用覆盆子来装饰或制作成吉祥物，以祈求好运和幸福。如宋代诗人范成大《覆盆》"浊酒半瓶不得暖，覆盆有舗无浆家"，李觏《送危太博》"烈火岂能伤美宝，覆盆终是见炎晖"。

覆盆子 *Rubus chingii* Hu 为蔷薇科悬钩子属灌木植物，果实入药。根据《中国药典》记载，覆盆子味甘、酸，性温，归肝、肾、膀胱经，具有益肾、固精、缩尿和养肝明目的功效。

天南星

天南星在唐代之前皆记载为虎掌，始载于《神农本草经》，言其"主心痛，寒热结气，积聚伏梁，伤筋痿拘缓，利水道"，列为下品。唐代的《新修本草》中记载："虎掌，形似半夏，但皆大四边有子如虎掌。"后宋代的《本草拾遗》中首次记载天南星，即为《神农本草经》中记载的虎掌。经考证发现宋代再次出现的天南星和虎掌并非同种。李时珍将天南星和虎掌并为同种曰："天南星，又名虎掌，因叶形五出如爪，故名。其根圆白，形如老人星状，故又名天南星。"从此以后，医书记载中再无"虎掌"。《图经本草》对天南星的植物形态做了较详细的描述："天南星二月生苗，似荷梗，茎高一尺以来。叶如，两枝相抱。五月开花似蛇头，黄色。七月结子作穗似石榴子，红色。二月、八月采根，似芋而圆扁。"

天南星具有很高的药用价值，常常用来治疗中风、活血化瘀。《本草拾遗》记载"主金疮伤折瘀血。碎敷伤处"。《开宝本草》称天南星能"主中风，除痰，麻痹，下气，破坚积，消痈肿，利胸膈，散血堕胎"。《杨氏家藏方》记载了治疗中风、口眼㖞斜的天南星膏，《阎氏小儿方论》有治疗小儿惊风、大人诸风的青州白丸子。天南星形态独特，具有较高的观赏价值，成为许多文学和艺术作品中的重要意象。生长在地上的天南"星"，以治病救人的方式散发着它的光芒。诗人王佐在《天南星》一诗中写道"君看天南星，处处入本草"。描述天南星不仅药用，百姓还可用来食用充饥。而食用天南星也是有讲究的，天南星有毒性，食用前需专业炮制。

天南星 *Arisaema erubescens*（Wall.）Schott、异叶天南星 *Arisaema heterophyllum* Bl. 或东北天南星 *Arisaema amurense* Maxim. 为天南星科天南星属多年生草本植物，块茎入药（彩图 2-8）。根据《中国药典》记载，天南星味苦、辛，性温，有毒，归肺、肝、脾经，具有燥湿化痰、祛风止痉、散结消肿的功效。

使君子

使君子始载于《开宝本草》，"俗传始因潘州郭使君疗小儿，多是独用此物，后来医家因号为使君子也"，列为中品。使君子原产于印度，中国最早将其称为"留球子"。

使君子的入药历史悠久。晋代嵇含在《南方草木状》中首次提出使君子是一种治疗小儿疾病的药材。在食疗中用法多样，或单独炒熟，或去壳研成细末加入米汤，或与猪肉炖食，可治疗蛔虫病、蛲虫病等。《本草纲目》记载使君子还可作为驱虫的良药。北宋的诗人钱协在《句·其一》中写道："一来亦甘草，无使君子疑。"

使君子花瓣洁白如雪，花香清新，花姿高雅，被视为高尚高洁的代表，吴承运在《使君子》中写道："使君子，花中之君子。"唐代刘禹锡的《姜夕吟》"莫吟姜夕什，徒使君子伤。"王安石有诗《寄丁中允》"使君子所善，来檄自可求"，更是借使君子之名赞君子。

使君子 *Quisqualis indica* L. 为使君子科风车子属灌木，果实入药。根据《中国药典》记载，使君子味甘、性温，小毒，归脾、胃经，具有杀虫、消积、健脾的功效。

旋覆花

旋覆花作为药材始载于《神农本草经》，言其"主结气，胁下满，惊悸。除水，去五脏间寒热，补中下气"，列为下品。《本草衍义》曰其"花淡黄绿繁茂，圆而覆下"，故名旋覆。旋覆花别名众多，大多根据其生长时节及形态等进行命名，如"金沸草""金钱花""六月菊"。南朝梁陶弘景在《本草经集注》中首次记载了旋覆花的形态结构"出近道下湿地，似菊花而大"。

历代本草著作记载了许多旋覆花的功效，《名医别录》记载："消胸上痰结，唾如胶漆，心胁痰水，膀胱留饮，风气湿痹，皮间死肉，目中肤翳，利大肠，通血脉，益色泽。"张仲景治伤寒汗下后，心下痞坚，噫气不除，有旋覆代赭汤。《金匮要略》中治半产漏下，有旋覆花汤。胡洽治痰饮在两胁胀满，有旋覆花丸，皆取其能下气也。可见含旋覆花的药方颇多。清代赵瑾叔在《本草诗》"旋覆花开泂足珍，别名金沸草称神。蕊繁最喜生家圃，根细空教产水滨。咸可软坚痰不老，温能散结气俱匀"，高度赞叹了旋覆花的功效。

旋覆花亦花亦药，不仅增添景色之美，还可醒神消倦。因其花朵呈圆形且花色金黄，又名金钱草，又因像极了古代的铜钱，在古代文学作品中常以金钱形象示人，唐代诗人皮日休有《金钱花》诗云："阴阳为炭地为炉，铸出金钱不用模。"诗人罗隐《金钱花》"占得佳名绕树芳，依依相伴向秋光。若交此物堪收贮，应被豪门尽斸（zhú）将"，借金钱花抨击了豪门贵族贪得无厌、残酷无情的本性。

旋覆花 *Inula japonica* Thunb. 和欧亚旋覆花 *Inula britannica* L. 为菊科旋覆花属多年生草本植物，头状花序入药（彩图 2–9）。根据《中华本草》记载，旋覆花味苦、辛、咸，性微温，归肺、胃、大肠经，具有消痰、降气、止呕、行水的功效。

生查子（药名寄章得象陈情）

宋·陈亚

朝廷数擢贤，旋占凌霄路。

自是郁陶人，险难无移处。

也知没药疗饥寒，食薄何相误。

大幅纸连粘，甘草归田赋。

全词以凌霄（凌霄花）、陶人（桃仁）、无移（芜荑）、没药、薄何（薄荷）、大幅纸（大腹子）、甘草共 7 味药名串联而成，表达作者因仕途不顺而流露出的归隐之意。

芜荑

芜荑始载于《神农本草经》，言其"主五内邪气散，散皮肤骨节中淫淫温行毒，去三虫，化食。一名无姑，生川谷"，列为中品。根据《尔雅》"无姑，其实夷"，后来"夷"写作"荑"，"无"写作"芜"，"芜荑"即"无姑之实"之义。芜荑的别名还有白芜、荑、黄榆、毛榆、无姑、姑榆、樗榆、母估、山榆等。《本草衍义》云"揉取仁，酝为酱，味尤辛"，揉取荚仁，发酵而为酱，说明了芜荑的加工方法。历代本草典籍记载的芜荑功效比较一致，在《神农本草经》功效的基础上有所扩充，主要在散皮肤骨节中邪气，消积化食，治心腹冷痛，杀虫等。

古人不仅掌握了芜荑的药用价值，古诗词中还记录了其食用价值和观赏价值。唐代诗人刘全白曾写道"芜荑酱醋吃煮葵，缝靴蜡线油涂锥"，记录了芜荑的食用方法。宋代方岳在《海棠盛开而雨》中写道："醉红睡去不胜扶，遮尽丹荑盖绿芜。"明代沈天孙《春日送七宝娣归宁》所写的"一曲骊歌泪暗垂，香车陌上过春荑"中的"荑"也是芜荑。

芜荑 *Ulmus macrocarpa* Hance 为榆科榆属乔木，种子入药。根据《中药大辞典》记载，芜荑味辛、苦，性温，归脾、胃经，具有消积杀虫、除湿止痢、散寒止泻、祛风燥湿的功效。

甘　草

　　甘草始载于《神农本草经》，言其"主五脏六腑寒热邪气，坚筋骨，长肌肉，倍力，金创膻，解毒，久服轻身延年。生川谷"，列为上品。《名医别录》曰一名密甘，一名美草，一名密草，一名蕗（当作薷）草。《本草蒙筌》言其"因味甘甜，故名甘草"，除此之外，甘草又名为国老。《本草经集注》曰："国老，即帝师之称，虽非君，为君所宗，是以能安和草石而解诸毒也。"即甘草有调和诸药与解草石毒的作用而命名为国老。《梦溪笔谈》中对甘草形态的描述十分细致："甘草枝叶悉如槐，高五六尺，但叶端微尖而糙涩，似有白毛，实作角生如相思角，作一本生，熟则角坼，子如小匾豆，及坚齿啮不破。"唐代名医甄权指出，甘草能"治七十二种乳石毒，解一千二百种草木毒"。古代本草方书中记载了甘草多种炮制方法。如《雷公炮炙论》中提到"用酒浸蒸"，唐代孙思邈《备急千金要方》中提到了"蜜煎甘草"的制法，《太平惠民和剂局方》等方书记载了甘草熬膏。

　　甘草调和诸药的作用广为传颂，在文学作品中也多有描述。在《喻世明言·张古老种瓜娶文女》中，开生药铺的申公夸赞甘草说："好甘草，性平无毒，能随诸药之性，解金石草木之毒，市语叫作国老。"明代陆粲《庚巳编》记载，一天早晨，御医盛寅在御药房突感昏倒，不省人事。一位民间医生闻讯后，用甘草浓煎后令其服下，没多久御医便苏醒过来。这位医生解释说："盛御医中了诸药之毒而昏倒。甘草能调和诸药之性、解百药之毒，故服用甘草水后便可苏醒。"

　　甘草为豆科甘草属多年生草本植物，根茎入药。根据《中国药典》记载，甘草 *Glycyrrhiza uralensis* Fisch.、胀果甘草 *Glycyrrhiza inflata* Bat.、光果甘草 *Glycyrrhiza glabra* L. 均可作为药用。甘草性平、味甘，归心、肺、脾、胃经，具有补脾益气、清热解毒、祛痰止咳、缓急止痛、调和诸药的功效。

满庭芳·静夜思

南宋·辛弃疾

云母屏开，珍珠帘闭，防风吹散沉香。

离情抑郁，金缕织硫黄。

柏影桂枝交映，从容起，弄水银堂。

连翘首，掠过半夏，凉透薄荷裳。

一钩藤上月，寻常山夜，梦宿沙场。

早已轻粉黛，独活空房。

欲续断弦未得，乌头白，最苦参商，当归也！

茱萸熟，地老菊花黄。

　　这首中药词的作者是南宋诗人辛弃疾，他新婚不久就辞别妻子奔赴抗金前线，一日夜深人静，以中药名填写此诗寄给妻子。词中巧妙地用25种中药表相思之情，包括云母、珍珠、防风、沉香、郁金、硫黄、柏叶、桂枝、肉苁蓉、水银、连翘、半夏、薄荷、钩藤、常山、宿沙、轻粉、独活、续断、乌头、苦参、当归、山茱萸、熟地黄、菊花。

常 山

常山始载于《神农本草经》，言其"主疟及咳逆寒热，腹中癥坚，痞结，积聚邪气，蛊毒鬼疰"，列为下品。《吴普本草》曰："蜀漆叶，一名恒山。神农、岐伯、雷公辛，有毒，黄帝辛，一经酸。如漆叶，蓝青相似。五月采。"《名医别录》记载"生江陵山，及蜀汉中常山，苗也，五月采叶，阴干。"明代李时珍《本草纲目》释名曰："恒亦常也，恒山乃北岳名，在今定州。常山乃郡名，亦云今真定。"其对常山的别名及产地做了详细说明。常山又名恒山、蜀漆、土常山、黄常山、白常山。蜀漆是植物常山的苗，《本草纲目》记载"常山蜀漆有劫痰截疟之功。须在发散表邪及提出阳分之后用之得宜，神效立见"，又云"生用则上行必吐，酒蒸、炒熟则气稍缓；少用亦不致吐也"。这是常山和蜀漆两者的共同点。不同的是常山是植物常山的根，而蜀漆（又名甜茶）则为常山之苗叶，抗疟及催吐作用均较常山强。清代张骥补辑的《雷公炮炙论》曰："常山，凡使，春采根叶，夏秋冬一时，酒浸一宿，至明漉出，日干，熬捣。少用，勿令老人、久病服之，切忌也。"对常山的采收、炮制方法及禁忌进行了简要介绍。

常山 *Dichroa febrifuga* Lour. 为虎耳草科常山属的灌木植物，根入药。根据《中国药典》记载，常山味苦、辛，性寒，有毒，归肺、肝、心经，具有涌吐痰涎、截疟的功效。

砂 仁

砂仁最早记载于唐代甄权的《药性论》，曰："缩沙蜜，君。本波斯国，味苦，辛。"同时期的《本草拾遗》和《海药本草》和宋代的《大观本草》都是沿用"缩砂（沙）蜜"的记载。明代李时珍在《本草纲目》中解释"缩砂蜜"为"名义未详。藕少白蒻多蜜，取其密藏之意。此物实在根下，仁藏壳内，亦或此意欤"。明代陈嘉谟在《本草蒙筌》中首次以砂仁为正名，曰"砂蜜即砂仁"，并附有新州缩砂蜜的药图，图上标注新州缩砂蜜即砂仁。自明代起开始将缩砂蜜称为砂仁并沿用至今。砂仁的药用历史记载达1300多年，至今仍广泛应用于临床。金元时期的李东垣把砂仁称为"化酒食之妙剂，因其辛温行气而使酒食随之而化"。《古今名医方论》中的香砂六君子汤可治气虚肿满，痰饮结聚，脾胃不和。而且砂仁的食用方法也颇多。宋代的《开源通宝》和明代的《本草纲目》记载，春砂仁性味辛温，有健胃、行气调中、消食安胎的作用。用其制成的春砂仁焖排骨，享誉四方，除此之外，还有健脾胃、助消化的春砂仁粥等。李时珍对砂仁的评价是"补肺醒脾，养胃益肾，理元气，通滞气，散寒饮胀痞，噎膈呕吐，止女子崩中，除咽喉口齿浮热，化铜铁骨哽"。

砂仁是我国"四大南药"之一。传说广东阳春发生了牛瘟，唯有蟠龙金花坑附近村庄一带的耕牛无病症，当地农民发现用砂仁可以治疗牛瘟，便带回去种植，这便是阳春砂仁。除了药用外，砂仁还有一些其他的文化影响。在印度教中，砂仁被认为是一种神圣的草药，常于宗教仪式。在印度尼西亚，砂仁也被用作调味料，常用于制作传统菜肴。此外，在日本，砂仁还被当作一种香料，常于制作甜点和饮料。

砂仁 *Amomum villosum* Lour.、绿壳砂 *Amomum villosum* Lour.var.*xanthioides* T.L.Wu et Senjen 或海南砂 *Amomum longiligulare* T.L.Wu 为姜科豆蔻属草本植物，果实入药（彩图2-10）。根据《中国药典》记载，砂仁味辛、性温，归脾、胃、肾经，具有化湿开胃、温脾止泻、理气安胎的功效。

<h2 style="text-align:center">独 活</h2>

独活始载于《神农本草经》，言其"主风寒所击，金疮止痛，贲豚，痫痓，女子疝瘕。久服，轻身耐老。一名羌活，一名羌青，一名护羌使者"，列为上品。独活作为一种中药，因其"一茎之上，得风不摇曳，无风偏自动"的特点而得名。《图经本草》在记载独活时写道："春生苗，叶如青麻；六月开花，作丛，或黄或紫；结实时叶黄者，是夹石上生；叶青者，是土脉中生。二月、八月采根，曝干用。"《本草纲目》云："独活不风而治风，且小无不入，大无不通，故能散肌表八风之邪。"可见独活为治风要药，在里可搜伏藏于关节之风，治疗各个关节疼痛，在外可散游行于肌表之风，治疗风寒表证。据《名医别录》记载："独活味甘，微温，无毒。主治诸贼风，百节痛风无久新者。"明代《普济方》中的独活散有能"浣洗一切痈疽"的功效。除药方以外，还有关于独活的食疗用法。《备急千金要方》上就有首方剂专治齿根动痛："生地黄、独活各三两。上二味细切，以酒一升渍一宿，含之。"《续名医类案》有首方剂专治牙齿风热上攻肿痛："独活、地黄各三钱，为末，每服三钱，水一盏，煎，和渣温服，卧时再用。"用独活和大米，白糖少许煮独活粥，同样具有很好的祛风除湿的良效。

独活也常常出现在古诗词当中。清代浦梦珠在《临江仙·记得伤春经病起》中写道："草偏栽独活，花未折忘忧。"同为清代文学家的张景祁有诗云："玉骨香桃瘦不支，懒拈红豆写新词，薄寒更奈雨如丝。量药忍教尝独活，咒花不许放将离，酸辛情味有谁知。"借独活的植物特性表达心中的情感。

独活 *Angelica pubescens* Maxim.f. *biserrata* Shan et Yuan 为伞形科独活属多年生草本植物，根入药。根据《中国药典》记载，独活味辛、苦，性微温，归膀胱、肾经，具有祛风、胜湿、散寒、止痛的功效。

【思考题】

1.除了本节讲述的《诗经》中相关的药用植物以外，请阅读文献再查找至少三种《诗经》中涉及的本草，了解其用药历史及功效。

2. 中药材命名变迁的原因都有哪些？请列举几例加以描述。

3. 中药材别名中很多都具有浓厚的各民族风格，请列举 1～2 个我国少数民族中药材的用药历史。

第三章　本草的医药文化 ▷▷▷▷

　　中药主要由植物药、动物药和矿物药组成，因植物药占中药的大多数，所以中药也称中草药或者本草。根据《中华本草》最新统计，中药数量共有 12800 种，古人在给植物药起名时，有时候会选取植物的典型特征作为依据来命名，如钩藤的变态枝呈钩状，成对或单生于叶腋，并向下弯曲，故称为"钩藤"，白头翁的花朵凋零之后形成的种子上被有长长的绒毛如老人的白发，故名"白头翁"；有的以采收季节来命名，如半夏在仲夏季节采其块茎入药使用，故称为"半夏"，款冬的花到了冬天才款款开放，故以此名之；还有的中药是以功效来命名的，如防风具有祛风解表、除湿止痛的功效而称为"防风"，决明子因具有清肝明目的功效而得名；中药里面还有一些带有动物的名称，如虎杖、牛膝、蛇莓、闹羊花等，这些中草药多少与动物有着某种联系，或是形态特征，或是功效，抑或是某个传说故事，如一年生肉质草本植物马齿苋，便因其叶状如马齿而得名，虎杖的茎上散生着许多红色或紫色斑点，类似"虎斑"；还有的中药以数字来命名，如三枝九叶草、百部、千里光等植物。

　　除了来源于国内的中药植物外，还有一部分中药原产于国外，后来随航海技术的发展大量传入我国，这些植物的名称往往带有"胡""番"等字样，如胡椒、胡荽、番红花、番泻叶等，接下来的章节我们将分别介绍有关这些植物的本草考证及应用。

第一节　以植物特征命名的本草

半　夏

　　半夏始载于《神农本草经》，言其"主伤寒寒热，心下坚，下气，喉咽肿痛，头眩胸胀，咳逆肠鸣，止汗"，列为下品。半夏之名最早见于《礼记·月令》，谓："仲夏之月，鹿角解，蝉始鸣，半夏生，木堇荣……五月半夏生。盖当夏之半也，故名。"《逸周书·时训解》载："夏至过十日半夏生长茂盛。"《急就篇·卷四》颜师古注："半夏，五月苗始生，居夏之半，故为名也。"仲夏是指夏天的第二个月，一般来说，是指阴历五月份，故半夏是因为生于夏历五月而得名，此后一直沿用该名。

　　半夏入药由来已久，药用价值极高，多能燥湿化痰散结、消痞降逆止呕。《吴普本草》云"生微丘或生野中，二月始生叶，三三相偶……白花圆上"。《蜀本草》言"苗一茎，端三叶，有二根相重，上小下大"。《本草图经》记载"二月生苗一茎，茎端出三叶，浅绿色"，又云"根下相重生，上大下小，皮黄肉白，五月、八月内采根。一云五月采者虚小，八月采者实大。然以圆白，陈久者为佳"。《植物名实图考》记载"所在皆有，有长叶、圆叶两种，同生一处，夏亦开花，如南星而小，其梢上翘似蝎尾"，与今之半夏特征一致。

半夏 *Pinellia ternata*（Thunb.）Breit. 为天南星科多年生草本，块茎入药（彩图 3–1）。根据《中国药典》记载，半夏性温、味辛，有毒，归脾、胃、肺经，具有燥湿化痰、降逆止呕、消痞散结的功效。

夏枯草

夏枯草始载于《神农本草经》，言其"味苦辛寒、寒热瘰疬、鼠瘘、头创、破癥、散瘿、结气、脚肿湿痹、轻身"，列为下品。此后主流本草学著作如《名医别录》《图经本草》《证类本草》等均以"夏枯草"为正名将其收录。相传有位书生，为人厚道，自幼攻读五经四书，然屡试不第。书生因此终日郁闷，天长日久，积郁成疾，颈部长出许多瘰疬，众医皆施疏肝解郁之法，无效，病情越来越重。这年夏天，书生父亲不远千里寻神农。一日，他来到一座山下，只见遍地绿草茵茵，白花艳丽，似入仙境。他刚想歇息，不料昏倒在地。这百草如茵的仙境，正是神农的药圃。神农将老人救醒，得知来意，就从草苑摘来药草，说："此草名夏枯草，夏天枯黄时采集入药，用此草上端球状部分，煎汤服用，有清热散结之功效。"书生按方服用，不久病愈。因其草夏至自枯，故得此名。

《植物名实图考·夏枯草》云"余谓兹草不与众卉俱生，不与众卉俱死，有独立之概，乃为赋"，又有"苕黄箨零，乃蕃滋兮。苦雾悲泉，甘以怡兮。百英炜煌，独沉寂兮。非无俱无闷之俦，孰能敌兮"，指出夏枯草的滋长与沉寂和万物不同步，它独自经受喜怒哀乐，不合常理，只有那些无惧无欲的植物，才能和它相提并论。陈长明有《醉扶归》云："品味辛兼苦，香色拙且粗；历雪经霜独夏枯，伟质先生慕。何止精雕画图，体物还留赋。"明代医家薛己对夏枯草做了高度的评价，称"其草易得，其功甚多"。

夏枯草 *Prunella vulgaris* L. 为唇形科夏枯草属多年生草本植物，果穗入药。根据《中国药典》记载，夏枯草性寒、味辛、苦，归肝、胆经，具有清肝泻火、明目、散结消肿的功效。

钩　藤

钩藤是一种常用中药，因其茎上有刺像钓钩而得名，历代的本草著述中均有记载。钩藤始载于《名医别录》，列为下品。后陶弘景称"亦作吊藤字"，李时珍谓"钓藤，其刺曲如钓钩，故名。或作吊，从简耳"。清代吴其浚的《植物名实图考》中记作钩藤，并记载："零娄农曰，钩藤或作钩藤，以其钩曲如钓针也。"

历史上对钩藤形态特征的首次描述出现在唐代苏敬编著的《新修本草》中，谓："钩藤出梁州，叶细长，其茎间有刺若钓钩。"宋代苏颂《本草图经》载："苏敬云出梁州，今兴元府亦有之。叶细茎长，节间有刺若钓钩。三月采。字或作吊。"《本草蒙筌》

载："湖南北俱有，山上下尽生。叶细茎长，节间有刺。因类钩钓，故名钩藤。三月采收，取皮日曝……因茎长中虚，可钻隙盗酒。"《植物名实图考》载："陆次云峒鸡纤志：呷酒一名钩藤酒，以米杂草子为之，以火酿成，不篘（chōu）不酢，以藤吸取。多有以鼻饮者，谓由鼻入喉，更有异趣。"呷酒是我国西南少数民族地区一种极富民族特色的发酵酒，古时人们利用钩藤"中虚而通"的特点将其作为饮呷酒的工具，把酒从器皿中通过口吸或鼻吸等方法饮用，可见其饮法颇具特色。

钩藤 *Uncaria rhynchophylla*（Miq.）Miq. ex Havil. 为茜草科钩藤属常绿藤本植物，带钩茎枝入药。根据《中国药典》记载，钩藤性凉、味甘，归肝、心包经，具有息风定惊、清热平肝的功效。

款 冬

"款冬而生兮，凋彼叶柯"，款冬最早的记载出现在《楚辞·九怀》中。明代李时珍《本草纲目》记载："按《述征记》云，洛水至岁末凝厉时，款冬生于草冰之中，则颗冻之，名以此而得。后人讹为款冬，乃款冻尔。款者至也，至冬而花也。"可见款冬开花季节一般在冬季 12 月份。

款冬花入药始载于《神农本草经》，言其"主咳逆上气善喘，喉痹，诸惊痫，寒热邪气"，列为中品。宋代苏颂《图经本草》对款冬的形态进行了描述："根紫色，茎青紫，叶似萆薢，十二月开黄花，青紫萼，去土一二寸，初出如菊花萼，通直而肥实无子，则陶隐居所谓出高丽、百济者，近此类也。"宋代寇宗奭《本草衍义》记载："百草中，惟此罔顾冰雪，最先春也，世又谓之钻冻。"历代本草对款冬花的性味、功效、毒性、用法均有翔实记载，一直沿用至今。除本草记载外古代文人对款冬花的描述、赞美之词较多，《楚辞》《尔雅》《广雅》等均有记载，如西汉司马相如《凡将篇》"乌啄桔梗芫华，款冬贝母木蘗蒌"；晋代傅咸《款冬花并序》"余曾逐禽，登于北山。于时仲冬之月也，冰凌盈谷，积雪被崖。顾见款冬，烨然始敷"。这说明款冬花自古便作为民众熟悉的药用植物，也反映出款冬花为常用药材和广布植物。

款冬 *Tussilago farfara* L. 为菊科款冬属多年生草本植物，干燥花蕾入药，中药名为款冬花（彩图 3-2）。根据《中国药典》记载，款冬花性温，味辛、微苦，归肺经，具有润肺下气、止咳化痰的功效。

三白草

三白草始载于南北朝梁代的《本草经集注》，在该书"牵牛子"条下注文曰："又有一种草，叶上有三白点，俗因以名三白草。其根以治脚下气，亦甚有验。"

明代《本草纲目》对三白草原植物有较为详细的描述："三白草生田泽畔，三月生苗，高二三尺。茎如蓼，叶如商陆及青葙……五月开花成穗，如蓼花状，而色白微香。结细实。根长白虚软，有节须，状如泥菖蒲根。"又言："藏器所说虽是，但叶亦不似薯蓣。"清代《药性纂要》总结概括三白草特征为"苗高二三尺，茎如蓼，叶如章陆。五月开花成穗，如蓼花状而色白微香，结细实。根长白虚软，有节须"，这与《本草纲目》中对三白草的描述一致。

《新修本草》首次对三白草的功效进行了较为详细的描述："主水肿脚气，利大小便，消痰，破癖，除积聚，消疔肿。"指出三白草是一种利水消肿的常用药。《本草拾遗》补充记载了三白草捣汁服具有除疟、治疗小儿痞满的功效。《本草汇言》首次对三白草的用药禁忌做出了明确阐述，"脾虚久病，胃寒少食者，宜审用之"。因三白草苦寒善降、辛寒善涌，故脾虚胃寒者慎用。可见在明代时，通过众医家的实践，三白草的功效有了一定扩展。在传统用法的基础上，近现代医家将三白草的外用范围扩大到治疗各类炎症及跌打损伤，内服用于治疗下焦疾病尤其是妇科和泌尿系统疾病的优越性逐渐凸显。《本草推陈》记载："在南京民间三白草用以治火淋、虚淋、黄疸；湖南民间用治筋骨痛及妇人调经。"《本草释名》《全国中草药汇编》《简明本草药用分类》及《中药图典》等本草专著中均有三白草治疗带下的相关记载。

三白草 *Saururus chinensis*（Lour.）Baill. 为三白草科三白草属多年生草本植物，地上部分入药。根据《中国药典》记载，三白草性寒，味甘、辛，归肺、膀胱经，具有利尿消肿、清热解毒的功效。

白头翁

白头翁始载于《神农本草经》，言其"主温疟狂易寒热，癥瘕积聚瘿气，逐血止痛，金创"，列为中品。《名医别录》里记载了白头翁的另一个名字"奈何草"。《本草经集注》中对白头翁的描写是"近根处有白茸，状似人白头，故以为名"，因其茎基部有白色的毛茸，形状像白发的人头而得名。苏颂在《本草图经》里有曰"叶生茎端，上有细白毛而不滑泽，近根有白茸，正似白头老翁，故名焉"，亦是以茎基部的白色毛茸，像白发老翁而名"白头翁"。

在苏敬的《新修本草》里，则记载道："其叶似芍药而大，抽一茎。茎头一花，紫色，似木堇花。实，大者如鸡子，白毛寸余，皆披下化纛（dào）头，正似言近根有白茸，陶似不识。"这里对白头翁的形状做出了详细描述，并指出白头翁的果实上有寸余长的白色毛茸，披下而像纛头一样，纛头即是古代用毛羽做的舞具或帝王车舆上的饰物，是以白头翁的果实披的白色毛茸而命名。由此可见，白头翁名称的由来在古代就有两种说法：一种是茎基部有白色的毛茸，形状像满头白发的人，由此得名，这种说法在此后的《本草蒙筌》等书籍里亦有提及；另一种说法是白头翁在果期时，因为果实上披有白色的长毛茸，形状像纛头，和白发老翁一样，因此命名。

白头翁 *Pulsatilla chinensis*（Bge.）Regel 为毛茛科白头翁属多年生草本植物，以根入药（彩图 3-3）。根据《中国药典》记载，白头翁性寒、味苦，归胃、大肠经，具有清热解毒、凉血止痢的功效。

乌头

乌头始载于《神农本草经》，言其"主中风，恶风洗洗出汗，除寒湿痹，咳逆上气，破积聚寒热"，列为下品。以状若乌鸦之头而得名，别名较多。《本草经集注》记载了乌喙及射罔："有脑形似乌鸟之头，故谓之乌头。有两歧，共蒂状如牛角，名乌喙。喙即乌之口也。亦以八月采，捣榨茎取汁，日煎为射罔。"

北宋时期《本草图经》记载："乌头、乌喙，生朗陵山谷。天雄生少室山谷。附子、侧子生犍为山谷及广汉，今并出蜀土。然四品都是一种所产，其种出于龙州。"龙州为现在四川绵阳一带。《本草图经》也记载了乌头的种植方法："冬至前，先将肥腴陆田耕五七遍，以猪粪粪之，然后布种，遂月耘耔，至次年八月后方成。其苗高三四尺以来，茎作四棱，叶如艾，花紫碧色作穗，实小紫黑色如桑椹。"

乌头 *Aconitum carmichaelii* Debx. 为毛茛科乌头属多年生草本植物（彩图 3–4）。根据《中国药典》记载，以母根入药，名川乌，性热，味辛、苦，有大毒，归心、肝、脾、肾经，具有祛风除湿、温经、散寒止痛的功效；以子根入药名附子，性大热，味辛、甘，有毒，归心、肾、脾经，具有回阳救逆、补火助阳、散寒止痛的功效。

马兜铃

马兜铃始载于《雷公炮炙论》。《本草衍义》中记载："马兜铃蔓生附木而上，叶脱时，其实尚垂，其状如马项之铃，故得名。"李时珍对此观点十分赞同，曰："马兜铃即为马项之铃。"由此影响数百年来马兜铃名称的取义。然而，对马兜铃的名称取义早在古代就有不同观点，徐锴所著《说文击传》曾说过马兜铃是因其果实长得像饮马器而得名。

马兜铃药用历史悠久。唐代《新修本草》已录有"独行根"，并注："蔓生，叶似萝薛，其子如桃李，枯则头四开，悬草木上。其根扁长尺许，作葛根气，亦似汉防己。一名兜零根门。"明代《本草纲目》引《开宝本草》曰："蔓生，叶似萝薛而圆且涩，花青白色，其子大如桃李而长，十月以后枯，则头开四系若囊，其中实薄扁似榆荚。"李时珍除引用上述本草对马兜铃的记述外，对马兜铃根的药性及气味作了补充："其根吐利人，微有香气，故有独行，木香之名。"

马兜铃 *Aristolochia debilis* Sieb. et Zucc. 为马兜铃科马兜铃属多年生缠绕性草本植物。根据《中药大辞典》记载，其以果实入药，名马兜铃，性微寒，味苦，归肺、大肠经，具有清肺降气、止咳平喘、清肠消痔的功效；以地上部分入药名为天仙藤，性温，味苦，归肝、脾、肾经，具有行气活血、通络止痛的功效。

金银花

忍冬始载于《名医别录》，言其"味甘，温，无毒……十二月采，阴干"，列为上品，据此，众多文献均认为当时药用的是藤和叶。"金银花"一名见于北宋《苏沈良方》。明确以花入药则见于明代的《本草纲目》。兰茂的《滇南本草》和朱橚的《救荒本草》用"金银花"为正名；刘文泰的《本草品汇精要》在"忍冬"项下明确"茎、叶、花"药用；《本草纲目》载："茎叶及花，功用皆同。"自此，藤叶与花以"忍冬"或"金银花"为名，同作一药使用。清代吴仪洛的《本草从新》在"金银花"项下载"其藤叶名忍冬"，以后逐渐将花与藤叶分开入药。有关金银花各种名称产生的缘由有很多，根据原植物的生长习性命名金银花。原植物的适应性很强，分布范围甚广，在较温暖的地方可终年常青。陶弘景云："处处皆有，似藤生，更冬不凋，故名忍冬。"根据功效及产地等命名"通灵草"，是"忍冬"的别名之一，李时珍称其"取汁能伏硫制汞，故有通灵之称"，这是以功效命名的典型例证。原植物在开花时"气甚芬芳""香闻数步"，这应是"蜜啜花""蜜杨藤""五里香""甜藤"等名出现的重要依据。

　　金银花的使用传说有很多。相传，孙思邈一日出诊归来，见两姐妹晒药，便讨茶喝。孙思邈一口气喝完，只觉甘冽甜美，热清神爽，便问其花何名。告之此花初开如银，久则如金，故名金银花。孙思邈悟到其药性，在后来不少方剂中以此花为主药。清代陈士铎《洞天奥旨》说："疮病一门，舍此味无二品也。"其主张"消火热之毒必用金银花"，每每疾呼"若能多用，何不可夺命以须臾，起死于顷刻哉""诚以金银花少用则力单，多用则力厚而功巨也"。陈氏经验，疮疡起时必得金银花可止痛，疮疡溃脓必得金银花可去脓，疮疡收口时必得金银花可起陷。疮疡必重用，恒用二两，一般半斤至十二两。

　　忍冬 *Lonicera japonica* Thunb. 为忍冬科忍冬属多年生半常绿缠绕木质藤本植物。根据《中国药典》记载，忍冬以花蕾或带初开的花入药，名为金银花，性寒、味甘，归肺、心、胃经，具有清热解毒、疏散风热的功效；以茎枝入药，中药名为忍冬藤，性寒、味甘，归肺、胃经，具有清热解毒、疏风通络的功效。

第二节　以动物命名的本草

蛇　莓

　　蛇莓始载于《名医别录》，言其"甘、酸，大寒，有毒，主胸腹大热不止"，列为下品。《日用本草》记载："蚕老时熟红于地，其中空者为蚕莓，中实极红者为蛇残莓，人不啖之，恐有蛇残之。"还有一种说法是蛇莓有消肿止痛的功效，可以治疗毒蛇咬伤，故称之为蛇莓，又名地莓、一点红、宝珠草、蛇含草等，为民间常用中草药。历代著作如《本草衍义》《本草纲目》《齐民要术》《伤寒类要》《名医别录》中对蛇莓的形态特征、功效主治、采收加工等方面都有详细的记载。

　　蛇莓作为药草在我国民间有着悠久的应用历史，早在《本草衍义》中对蛇莓的形态特征就有记载："蛇莓，今田野道旁，处处有之，附地生。叶如覆盆子，但光洁而小，微有皱纹；花黄，比蒺藜花差大。春末夏初结红子，如荔枝色。"《本草纲目》记载：

"蛇莓，性味甘、寒、苦，有毒，入肝、肺、大肠经，可用于治疗热病惊厥、疔疮肿痛、咽喉肿痛及蛇虫咬伤等。"《伤寒类要》有云："治天行热盛，口中生疮：蛇莓自然汁，捣绞一斗，煎取五升，稍稍饮之。"在中国历代医家陆续汇集而成的医药学著作《名医别录》中记载大量食用蛇莓，会出现头晕、呕吐、腹泻等中毒症状。

蛇莓 *Duchesnea indica*（Andr.）Focke 为蔷薇科蛇莓属多年生草本植物，全草入药（彩图 3-5）。按照《中药大辞典》记载，蛇莓味苦、甘，性寒，有小毒，归肺、大肠经，具有清热解毒、凉血消肿的功效。

鱼腥草

鱼腥草别名"蕺"，始载于《名医别录》，言"蕺，味辛，主溺疮"，列为下品。溺疮指传说人影受蠼螋（qú sōu）溺射后所生的疮，可用鱼腥草治疗。《新修本草》曰："叶似荞麦，肥地亦能蔓生，茎紫赤色，多生湿地、山谷阴处。山南江左人好生食之。"张衡《南都赋》曰："若其园圃，则有蓼蕺襄荷，蘘蔗姜韭潘，菥蓂芋瓜。"其中的"蕺"就是指鱼腥草。鱼腥草因叶子揉搓后有浓郁的鱼腥味而得名，故称鱼腥草。

我国早在两千多年前就把鱼腥草作为野菜佐食，相传春秋时代越王勾践曾带领众人选择鱼腥草而食之，以充饥废荒；魏晋时期，蕺菜便正式作为药用，以鱼腥草之名收入医药典籍。南宋时期著名诗人在《咏蕺》中写道："十九年间胆厌尝，盘馐野外当含香。春风又长新芽甲，好撷青青荐越王。"《本草纲目》曾记载"鱼腥草能散热毒痈肿，疮痔脱肛，断痁疾，解硇毒"，言其具有清热解毒、消肿疗疮、清热止痢的功效。古代食用鱼腥草常取根部，其食用方法也有很多种，后魏《齐民要术》具体提到了鱼腥草的"蕺菹法"："蕺去土、毛、黑恶者，不洗，暂经沸汤即出。多少与盐。一升，以暖米清渖汁净洗之，及暖即出，漉下盐酢中。"文中是用醋和盐制作的鱼腥草酸菜来食用。湖南地区在夏天会把折耳根煎水当作饮料来解暑，明清时期各地都喜欢将鱼腥草用来炖鱼。

鱼腥草 *Houttuynia cordata* Thunb. 为三白草科蕺菜属多年生草本植物，全草入药（彩图 3-6）。按照《中国药典》记载，鱼腥草味辛、性微寒，归肺经，具有清热解毒、消痈排脓、利尿通淋的功效。

龙牙草（仙鹤草）

仙鹤草始载于《神农本草经》，言其"主邪气、热气、疥瘙、恶疡、疮痔、去白虫"，列为下品。仙鹤草的名称演变过程依次为牙子、狼牙、狼牙草、龙牙草、龙芽草、仙鹤草。牙子是仙鹤草的根芽，其名始载于《神农本草经》，在《证类本草》中附有"江宁府牙子图"。"牙子"之名，因形而得。历代文献著作《本草图经》《金匮要略》《本草纲目》对龙牙草的功能主治都有详细的记载。龙牙草因其根部新长出来的嫩芽酷似龙的牙齿而得名。

正如仙鹤草的名称演变，仙鹤草的药用部位也发生了"根—根芽—全草"的演变。

《名医别录》曰"八月采根，曝干"。《本草图经》亦曰"三月、八月采根，日干"，说明其用药部位是根，而《蜀本草·图经》则明确指出"二月、三月采牙，日干"，说明仙鹤草的药用部位已从根而逐步精确到了根芽。到晋、唐时期，龙牙草的药用部位已从根芽扩大到全草。如《范汪方》用狼牙草茎叶熟捣，敷贴之，治金疮，兼能止血。《杨炎南行方》明确指出"六月以前用叶，以后用根"。

龙牙草 *Agrimonia pilosa* Ledeb. 为蔷薇科龙牙草属多年生草本植物，干燥地上部分可以入药，中药名为仙鹤草（彩图 3-7）。按照《中国药典》记载，仙鹤草味苦、涩，性平，归心、肝经，具有收敛止血、截疟、止痢、解毒、补虚的功效。

牛 膝

牛膝始载于《神农本草经》，言其"主寒湿痿痹，四肢拘挛，膝痛不可屈伸，逐血气，伤热火烂，堕胎"，列为上品，为四大怀药之一。怀牛膝之名首见于明代方贤所著《奇效良方》，因主产于怀庆府而得名，怀庆府即现在的焦作武陟、温县、沁阳、孟州、博爱一带。《本草经集注》《本草图经》《本草乘雅半偈》《中华本草》等著作对牛膝的采收加工都有记载。《本草图经》记载"九月采根，茎叶亦可单用"。《本草经集注》解释曰"其茎有节，似牛膝，故名"。牛膝茎节部膨大，类似牛的膝盖骨而得名。牛膝功能强腰健膝，可治疗腰膝酸软，符合"以形补形"的理论，故亦是其以"膝"为名之由。

牛膝为我国常用中药材，栽培和应用历史悠久。最早对牛膝植物形态进行描述的是《吴普本草》，谓其"生河内或临邛，叶如蓝，茎本赤"。牛膝叶与爵床科马蓝一类的植物相似，故有"叶如蓝"的描述。《本草图经》对牛膝的植物形态及产地描述较为细致："牛膝，生河内川谷及临朐，今江淮、闽、粤、关中亦有之，然不及怀州者为真。春生苗，茎高二三尺，青紫色，有节如鹤膝，又如牛膝状，以此名之。叶尖圆如匙，两两相对。于节上生花作穗，秋结实甚细。"历代本草记载其炮制方法主要分为生品与酒制，如宋代《太平圣惠方》中记载"牛膝并叶捣绞取汁"，《本草纲目》中记载"今惟以酒浸入药，欲下行则生用，滋补则焙用，或酒拌蒸过用"，可根据不同的目的采用不用的炮制方法。

牛膝 *Achyranthes bidentata* Blume. 为苋科牛膝属多年生草本植物，根入药（彩图 3-8）。根据《中国药典》记载，牛膝味苦、甘、酸，性平，归肝、肾经，具有逐瘀通经、补肝肾、强筋骨、利尿通淋、引血下行的功效。

闹羊花（羊踯躅）

羊踯躅始载于《神农本草经》，言其"性辛温，主贼风在皮肤中淫痛，温疟，恶毒，诸痹，生川谷"，列为下品。《本草经集注》中首次记载羊踯躅名称的由来，"羊误食其叶，踯躅而死，故以为名"。踯躅者，以足击地也，可见羊踯躅具有较强的毒性。明代《本草纲目》中将"闹羊花"列为羊踯躅释名，认为"闹当作恼，恼，乱也"。清代《类经证治本草》《植物名实图考》将"闹羊花"以别名载之，现代以"闹羊花"为药材正名，指植物羊踯躅的花。

古今均认为闹羊花有大毒，在《植物名实图考》中被列入毒草类，《有毒中草药大辞典》中把闹羊花列为有毒麻醉药，《医疗用毒性药品管理办法》中被列为毒性药品管理品种，现为 2020 年版《中国药典（一部）》10 种大毒中药材之一。历代著作对羊踯躅的形态特征、入药部位、采收加工及炮制方法有详细的记载。《本草图经》首次以图文形式描述了羊踯躅，并与山踯躅进行了区别，记"生太行山川谷及淮南山，今所在有之。春生苗，似鹿葱；叶似红花；茎高三四尺，夏开花，似凌霄、山石榴、旋复辈，正黄色，羊食其叶，踯躅而死，故以为名"。《名医别录》首次明确羊踯躅以花入药："三月采花，阴干。"《本草纲目》中除延续花的入药部位外，还记载以根入药："此物有大毒，曾有人以其根入酒饮，遂至于毙也。"《全国中草药汇编》记载羊踯躅花、根、茎、叶和果都可入药。羊踯躅的炮制方法主要有酒炒、酒蒸、醋炒、醋蒸等，如《备急千金要方》中记载"以苦酒四升渍之一宿，煎猪膏五斤，微火"。

羊踯躅 *Rhododendron molle* G.Don 为杜鹃花科杜鹃花属落叶灌木，花蕾入药。按照《中国药典》记载，闹羊花味辛、性温，有大毒，归肝经，有祛风除湿、散瘀定痛的功效。

马齿苋

马齿苋始载于《本草经集注》，曰："马齿苋，又名五行草，以其叶青，梗赤，花黄，根白，籽黑也。"其叶子有如马齿状且具有滑利性，所以被称作马齿苋。马齿苋的叶、梗、花、根、子，分别为青、赤、黄、白、黑五色，与五行相对应，所以又称为五行草，也称五方草。其原产于印度，后传播到世界各地，已成为各地极为常见的野菜，在欧洲它又被称为蔬菜之王、野菜之王，现在野生的和人工栽培的都有，品种多样。

作为一种野菜，中国老百姓食用马齿苋已久，确实别具风味，在众多本草著作中被列为上品。其功效很多，仅在《本草纲目》中就记载了 50 多种，《新修本草》中记载马齿苋可以治疗"肿瘘、疣目"，马齿苋汁可以用于"反胃，诸淋，金疮，血流，破血，症癖，紧唇，面疱，马汁射工毒"。李时珍在《本草纲目》中指出马齿苋具有"散血消肿，利肠滑胎，解毒通淋，治产后虚汗"的作用。用马齿苋煮出来的水是紫色的，类似于高锰酸钾水溶液，可用于治疗皮肤瘙痒。相传唐代有一个叫武元衡丞相，患有多年的恶疮，痛苦不堪，有人建议他用捣烂的马齿苋外敷，遂痊愈。

马齿苋 *Portulaca oleracea* L. 为马齿苋科一年生草本植物，干燥地上部分入药。按照《中国药典》记载，马齿苋味酸、性寒，归肝、大肠经，有清热解毒、凉血止血、止痢的功效。

虎　杖

虎杖最早在《诗经》中称"苓"。《尔雅》将"蒤"释为虎杖。陶渊明言"田野甚多此，状如大马蓼，茎斑而叶圆"。郭璞具体记述其形态"似荭草而粗大，有细刺，可以染赤是也。二月、三月采根，曝干"。李时珍在《本草纲目》中释其名曰"杖言其茎，虎言其斑也"，其意为虎杖茎表面散生多数紫红色斑点，状如虎皮上的斑纹，故名虎杖。

虎杖入药始载于《名医别录》"主通利月水，破留血癥结"，列为中品。历代本草中都有关于虎杖功效的记载，《日华子本草》曰："治产后恶血不下，心腹胀满，排脓，主疮疖痈毒，妇人血晕，扑损瘀血，破风毒结气。"临床常用其治疗肝癌、胃癌、肠癌、恶性淋巴瘤、膀胱癌等肿瘤属瘀血阻滞或湿热内盛者。关于虎杖的功效，还有一个传说故事。相传有一天孙思邈上山采药，遇到一老虎在岩石上有气无力地呻吟，原来是虎腿受伤，又红又肿。孙思邈从药囊中取出药捣碎，敷在虎腿上，又将这药喂老虎吃下，几天后老虎痊愈，并成了孙思邈的坐骑。因为依仗此药治好了老虎的腿疾，大家便称它为虎杖。

虎杖 Polygonum cuspidatum Sieb. et Zucc. 为蓼科虎杖属多年生草本植物，根茎入药（彩图 3-9）。按照《中国药典》记载，虎杖味微苦、性微寒，归肝、胆、肺经，有利湿退黄、清热解毒、散瘀止痛、止咳化痰的功效。

牛蒡子

牛蒡子始载于《名医别录》，言其"主明目，补中，除风伤。根茎，治伤寒、寒热、汗出，中风，面肿"，列为中品。又称恶实、鼠粘子、大力子等。牛蒡入药以果实最为常用，称为牛蒡子，又称恶实，李时珍谓："其实状恶，而多刺钩，故名。"牛蒡的来源还有一种说法，传说一农夫赶牛耕地完在林下歇息，牛吃完某种草后力气大了不少，故将这种植物命名为牛蒡。

《本草纲目》中对牛蒡的形态特征进行了描述："恶实，其实状恶而多钩刺，故名。秋三月生苗起茎，高者三四尺，四月开花成丛，淡紫色，结实如枫梂而小，萼上细刺百十攒簇之，一梂有子数十颗。其根大者如臂，长者近尺。"

关于牛蒡子产地的记载，最早见于梁代陶弘景所著的《名医别录》，"恶实生鲁山平泽"。其所指的鲁山，在《中华本草》中记载的是现今河南省鲁山县，《新修本草》和《宋大观本草》在牛蒡子条目中均有"鲁山在邓州东北之说"，邓州位于河南省西南部，由此可见牛蒡最早记载的产地是河南省鲁山县，现在全国各地均有分布。关于牛蒡栽培的记载最早见于《本草纲目》，"牛蒡古人种子，以肥壤栽之。剪苗淘为蔬，取根煮曝为脯，云甚益人，七月采子，十月采根。"近年来从日本引进牛蒡栽培品种，牛蒡根作为优良的蔬菜种类，栽培区域主要在山东、江苏和河南等地，主要出口到日本。尤以江苏的丰县推广种植面积为全国之最，被誉为"牛蒡之乡"，现在日本人把牛蒡奉为营养和保健价值极佳的高档蔬菜，有"东洋参"的美誉。

牛蒡 Arctium lappa L. 为菊科牛蒡属多年生草本植物，果实入药。按照《中国药典》记载，牛蒡味辛、苦，性寒，归肺、胃经，具有疏散风热、宣肺透疹、解毒利咽的功效。

鸡冠花

　　鸡冠花始载于《滇南本草》，"鸡冠子，凉，无毒。止肠风泄血，赤白痢，妇人崩中带血，入药炒用"。原产于印度，隋唐时期传入我国。因花朵形似公鸡头上的"鸡冠"而得名，有着"花中之禽"的美誉。它还有"高冠红突兀，独立似晨鸡"的寓意，是画家笔下喜欢的题材。其又名鸡公花、鸡髻花、鸡冠头、老来少等。

　　鸡冠花常常被用于清热利湿、调节气血、益肾等，在中药材市场上十分受欢迎。李时珍的《本草纲目》中记载："苗，气味甘、凉，无毒。主治疮痔及血病。"明代《普济方》中记载："血余散，治泻血脏毒，血余、鸡冠花根、柏叶（各一两）上为末，临卧温酒调下二钱，来晨酒一盏投之。"此外，鸡冠花适应性强，种植技术较为简单，耐旱耐寒，在全球范围内广泛种植。明代《救荒本草》中记载"救荒，采叶炸熟水浸淘净油盐调食"。可见鸡冠花的嫩叶在古代还可以作为一种救荒食材使用。鸡冠花的嫩苗和根都可以入药。目前鸡冠花的药材的颜色有红色、紫红色及黄白色等，古代医籍的鸡冠花药材主要有白色和红色两种。

　　鸡冠花 *Celosia cristata* L. 为苋科青葙属一年生草本植物，干燥花序入药。按照《中国药典》记载，鸡冠花味甘、涩，性凉，归肝、大肠经，具有收敛止血、止带、止痢的功效。

猪　苓

　　猪苓始载于《神农本草经》，言其"主痎疟，解毒蛊，注不祥，利水道"，列为上品。猪苓之"猪"应为野猪之意，苓字在古时可作为猪屎的同义词，李时珍将其释义为"猪屎曰零，即苓字，其块零落而下故也"，由此可知猪苓之名最早源于其形似猪屎的外观，又称猪零、知苓、黑药等。

　　猪苓多野生，产地分布较为广泛，自唐宋时起，便有湖南、山东、云南和四川等地产猪苓。猪苓的品质鉴定始见于南北朝《本草经集注》，"肉白而实者佳"，指出猪苓应以药材切面色白、质地较实者为佳。清代《本草崇原》中记载"猪苓皮黑肉白而实者佳"，在原有"肉白而实"的基础上提出了皮黑者为佳。明清时期的医家还发现了猪苓具有寄生生长的特点，《本草纲目》记载："猪苓亦是木之余气所结……他木皆有，枫多耳。"《本草原始》载其"生土底，是木之余气所结，皮黑作块似猪屎"。《神农本草经》指出猪苓具有治疗疟疾、解毒辟秽、通利水道、轻身耐老的作用。明清医家提出猪苓的补益之效甚微，其作用侧重于利水渗湿，或成为猪苓"不宜久服"的原因。近现代本草文献一般将猪苓的定位为"利水渗湿药"。

　　猪苓 *Polyporus umbellatus*（Pers.）Fries 为多孔菌科多孔菌属的多年生真菌，菌核入药。按照《中国药典》记载，猪苓味甘、淡，性平，归肾、膀胱经，具有利水渗湿的功效。

第三节 以数字命名的本草

一枝黄花

一枝黄花最早出自《植物名实图考》，因其独茎直上，秋季开黄花聚于茎端狭长的圆锥花序上，故名一枝黄花。又名蛇头王、黄花柴胡、百条根、满山黄等。

历代古籍对一枝黄花多有记载，《植物名实图考》对一枝黄花的产地、形态进行了描述："一枝黄花，江西山坡极多。独茎直上，高尺许，间有歧出者。叶如柳叶而宽，秋开黄花，如单瓣寒菊而小。花枝俱发，茸密无隙，望之如穗。"也有诸多古籍医书载有关于一枝黄花的药效，《植物名实图考》曰"洗肿毒"；地方药物志《湖南药物志》载一枝黄花具有"疏风解毒，退热行血，消肿止痛"的功效；《南宁市药物志》载一枝黄花可以"清热解毒，治蛇伤，痧气，疮肿"；《闽东本草》则收录"鲜一枝黄花一两，生姜一片。同捣烂取汁，开水冲服"，可治小儿急惊风。

与本土一枝黄花相比，被称为"恶魔之花"的加拿大一枝黄花属于入侵我国最严重的外来物种之一，加拿大一枝黄花根茎十分发达，生长力强，可改变本地植物群落的结构及其生态功能。

一枝黄花 *Solidago decurrens* Lour. 为菊科黄花属多年生草本植物，全草入药。根据《中国药典》记载，一枝黄花味辛、苦，性凉，归肺、肝经，具有清热解毒、疏散风热的功效。

两面针

两面针以"蔓椒"之名始载于《神农本草经》，言其"味苦，温。主风寒湿痹、疬节疼，除四肢厥气、膝痛。一名豕椒。生川谷及邱冢间"，列为下品。因其植物小叶中脉两面均有钩刺，故而得名"两面针"。《本草求原》因其根皮色黄，形似牛角，被称为入地金牛。两面针根入口微苦，而且入嘴后舌头带着明显的麻感，故又被叫作苦椒、蔓椒、豕椒、山椒、猋椒、狗椒等。《新修本草》中载有"味苦，温，无毒。主风寒湿痹，历节疼痛，除四肢厥气，膝痛。一名豕椒，一名猪椒，一中山川谷及丘冢间"。

两面针作为一味传统中药，已有上千年的使用历史，在历代中医古籍中有丰富的记载，《名医别录》记载两面针药用部位为根和茎"生云中山及丘冢间。采茎、根煮酿酒。"《本草品汇精要》中则首次收录两面针果实的应用，曰："子辛辣如椒，南人淹藏以作果品。"在《本草纲目》中其药用部位新增枝叶，曰："蔓椒野生于林箐间，枝软如蔓，子、叶皆似椒，山人亦食之。"关于两面针的药用，《本草求原》记载："入地金牛根治痰火、疬核，并急喉痰闭危笃，去外皮，煎水饮。"两面针民间用作跌打扭伤药，亦作驱虫药，局部应用时对神经末梢有麻醉作用，对胃痛或关节肌肉痛有缓解作用。

两面针 *Zanthoxylum nitidum*（Roxb.）DC. 为芸香科花椒属木质藤本植物，根入药（彩

图 3-10）。按照《中国药典》记载，两面针味苦、辛，性平，有小毒，归肝、胃经，具有活血化瘀、行气止痛、祛风通络、解毒消肿的功效。

淫羊藿（三枝九叶草）

淫羊藿始载于《神农本草经》，"一名刚前。生山谷"，列为中品。《本草经集注》介绍了淫羊藿名字的由来，"西川北部有淫羊，一日百遍合，盖食藿所致，故名淫羊藿"。淫羊藿因其具基生和茎生的一回三出复叶，而小叶三枚，又称其三枝九叶草。

历代本草所录淫羊藿功效不尽相同。《神农本草经》言其"主阴痿绝伤，茎中痛。利小便，益气力，强志"。《名医别录》云其"坚筋骨。消瘰疬、赤痈；下部有疮，洗，出虫"。明代方士邵元节和陶仲文曾将《云笈七笺》中的老君益寿散，取长补短，加以增删，并采取"炉鼎升炼"的技术，创制了号称可以长生不老的"仙药"，献给皇上，取名"龟龄集"，其中有一味药便是淫羊藿。柳宗元被贬谪到永州之时腿脚风湿痹痛、行走困难，服用淫羊藿后得以痊愈，作《种仙灵毗》一首以赞之（仙灵毗即淫羊藿），曰："灵和理内藏，攻疾贵自源。拥覆逃积雾，伸舒委馀暄。"

三枝九叶草 *Epimedium sagittatum*（Sieb. et Zucc.）Maxim. 为小檗科淫羊藿属多年生草本植物，全草入药，名淫羊藿（彩图 3-11）。按照《中国药典》记载，淫羊藿味辛、甘，性温，归肝、肾经，具有补肾阳、强筋骨、祛风湿的功效。

茜草（四轮草）

茜草又名四轮草，以茜根始载于《神农本草经》，言其"主寒湿风痹，黄疸，补中"，列为上品。茜草又名血见愁、拉拉藤、八仙草等，《蜀本草》载"染绯草叶似枣叶，头尖下阔，茎叶俱涩，四五叶对生节间，蔓延草本上，根紫赤色。今所在有，八月采根"。以茜草入药最早出现在《黄帝内经》之"四乌鲗骨一藘茹丸"。从南朝《名医别录》到清代《本草新编》等诸多本草典籍在沿用《神农本草经》对其记载的基础上，又进行一些补充说明，《本草汇言》《福建药物志》等多部医学著作记载了茜草性寒、味苦，具有凉血化瘀、止血通经的功效，主治血热妄行的出血证及血瘀经闭、跌打损伤、风湿痹痛等症。

茜草是我国原生植物，早在三千多年前，《诗经·郑风·出其东门》就有"出其闉阇，有女如荼。虽则如荼，匪我思且。缟衣茹藘，聊可与娱"的诗句。诗中的"茹藘"即为茜草，诗歌借茜草抒发相思之情寄寓美好的爱情故事。茜草不仅是药物同时也是我国古老的一种衣物染料，其名出自《汉官仪》"染园出栀茜，供染御服"。茜草根可作红色染料，用于染动物性或植物性纤维。我国栽培茜草用作染料的历史悠久，称为"染绛"，而用茜草染出来的颜色则被称为"茜红"。博物学家普林尼在《自然史》中写道，染色茜草是穷人的作物——这种植物的根被用来染羊毛和皮革，使他们获得巨大利润。此外，茜草的果、叶均可食用。在物质匮乏的年代，《救荒本草》中把茜草嫩叶称为"土茜苗",可作救饥之物。

茜草 *Rubia cordifolia* L. 为茜草科茜草属草质攀援藤本植物,根茎入药(彩图 3–12)。按照《中国药典》记载,茜草味苦、性寒,归肝经,具有凉血、祛瘀、止血、通经功效。

五加皮

五加皮始载于《神农本草经》,言其"主心腹疝气,腹痛,益气疗躄,小儿不能行,疽创阴蚀",列为上品。《本草纲目》记载"五叶交加者良,入药系用其根皮,故名五加皮"。其别名有南五加皮、刺五加、刺五甲、五花。

五加皮入药历史悠久,但功效并不相同,《神农本草经》主要记载五加皮有治疗疝气、腹痛,以及益气疗躄的功效。《名医别录》曰"疗男子阴痿,囊下湿,小便余沥,女人阴痒及腰脊痛,两脚疼痹风弱,五缓虚羸,补中益精,坚筋骨,强志意",增加了祛风湿、补肝肾、强筋骨的功效。《药性论》载:"能破逐恶风血,四肢不遂,贼风伤人,软脚,臀腰,主多年瘀血在皮肌,治痹湿内不足,主虚羸,小儿三岁不能行。"《日华子本草》记载:"明目,下气,治中风骨节挛急,补五劳七伤。"《本草纲目》云其"治风湿痿痹,壮筋骨"。《本草再新》总结五加皮的功效"化痰除湿,养肾益精,去风消水,理脚气腰痛,治疮疥诸毒"。古有"宁得一把五加,不用金玉满车"的说法,来突出五加皮的神奇药效。

五加皮不仅是一味祛风湿药,在厨房中也常常出现,五加皮遇热后会散发出浓郁的香味,味道会有一些辛辣,是烹饪香料之一,宋代辛弃疾在《鹧鸪天》写道"五花结队香如雾,一朵倾城醉未苏"来彰显它的香气。另外,五加皮还可以泡酒,具有祛风湿、壮筋骨、聪耳明目的效果。明代张弼在其《谢五加皮酒》诗中写道"领得五加酒,全胜九转丹。举杯才入口,老态变童颜"。

细柱五加 *Acanthopanax gracilistylus* W. W. Smith 为五加科五加属的灌木植物,根皮入药,名五加皮。根据《中国药典》记载,五加皮味辛、苦,性温,归肝、肾经,具有祛风除湿、补益肝肾、强筋壮骨、利水消肿的功效。

六月雪

六月雪始载于《本草拾遗》,曰:"白马骨生江东,似石榴而短小对节。"《花镜》中记载"六月雪,六月开细白花。树最小而枝叶扶疏,大有逸致,可作盆玩。喜清阴,畏太阳,深山丛木之下多有之",六月雪也常被制作盆景供人欣赏。民间传说,窦娥在冤死之后,炎炎六月天竟下起了飘飘扬扬的鹅毛大雪,院中的不知名小树也开起了白色花。因为它盛开在六月的大雪中,为了纪念窦娥,称为"六月雪",也叫白马骨、路边荆、满天星、鸡骨柴等。

六月雪的入药历史可追溯到唐代,《本草拾遗》"白马骨茎叶煮汁服,治水痢"。《泉州本草》载"鲜白马骨一至二两,水煎泡少许食盐服"。《宁乡县志》谓其"节:可治小儿惊风，腹痛；枝：烧灰可点醫"。历代典籍如《生草药性备药》《浙江民间常用草药》《岭南采药录》中均有记载。

六月雪 *Serissa japonica*（Thunb.）Thunb. 为白马骨 *Serissa foetida* Comm. 茜草科白马骨属小灌木，全株入药。根据《现代中药学大辞典》记载，六月雪味淡、微辛，性凉，具有疏风解表、清热利湿、舒筋活络的功效。

七叶一枝花

七叶一枝花又称蚤休、重楼，始载于《神农本草经》，言其"主惊痫摇头弄舌，热气在腹中，癫疾，痈疮阴蚀，下三虫，去蛇毒"，列为下品。其叶二到三层，每层六至八片，通常七片，夏季开花，从茎顶抽出花茎，顶端着花一朵，故名七叶一枝花。

七叶一枝花常用作清热解毒药物，入药历史悠久。历代典籍在《神农本草经》基础上有所增加，《日华子本草》载"治胎风搐手足。能吐泻、瘰疬"。《图经本草》云"除湿热发肿作疮，解百毒"。历代文献如《本草汇言》《本经逢原》《本草纲目》等均有其功效的记载。

七叶一枝花植物形态独特，深受古代文人墨客的欣赏，宋代诗人洪咨夔《移居西郭重楼》云："欲归未办买山资，东寄西存漫一枝。楼上起楼渠自巧，客中作客我何痴。"清代诗人沐晚余在《相思疾》中写道："九叶重楼二两，冬至蝉蜕一钱。煎入隔年雪煮沸，可治世人相思苦疾。"

七叶一枝花 *Paris polyphylla* Smith 为百合科重楼属植物，根茎入药，名重楼。云南重楼 *Paris polyphylla Smith* var. *yunnanensis*（Franch.）Hand.–Mazz. 或华重楼 *Paris polyphylla Smith* var. *chinensis*（Franch.）Hara 均可入药。按照《中国药典》记载，重楼味苦，性微寒，有小毒，归肝经，具有清热解毒、消肿止痛、凉肝定惊功效。

八角莲

八角莲又称鬼臼、独荷草、旱荷、江边一碗水，以鬼臼之名始载于《神农本草经》，言其"味辛温，主杀蛊毒、鬼疰、精物；辟恶气不祥；逐邪，解百毒"，位列下品。八角莲之名，最早见于《植物明实图考》"通呼为独脚莲……因其有八个角，状似莲叶，故又名'八角莲'"。八角莲多分布于长江流域及南部，在《本草经集注》《新修本草》中记录了八角莲的生境和产地，《本草经集注》谓"鬼臼有出钱塘近道者及会稽、吴兴者二种"，《新修本草》云"此药生深山岩石之阴，今荆州……山中并有之，极难得也"。

八角莲入药历史悠久。在《神农本草经》的基础上，《新修本草》对其进一步补充，言其"有毒。疗咳嗽喉结，风邪烦惑，失魄（魂）忘见，去肿肤翳，杀大毒，不入汤"。《本草纲目》亦将鬼臼附图归入草部"毒草类"，曰其"下死胎，治疟邪，痈疽，蛇毒，射工毒"。《药性论》谓其"主劳疾"。《本草纲目拾遗》载"解蛇毒，治痈毒"。八角莲可以去除身体郁结，助消肿止痛，外用可以治毒蛇咬伤，民间也有句经典的俗语："怀揣八角莲，敢与蛇共眠。"

八角莲 *Dysosma versipellis*（Hance）M. Cheng 为小檗科鬼臼属多年生草本植物，根茎入药。根据《全国中草药汇编》记载，八角莲味苦、辛，性平，有小毒，归肺、肝经，具有清热解毒、活血散瘀的功效。

九里香

九里香又名石辣椒、九秋香、九树香、千里香、万里香和过山香等，始载于清代《生草药性备要》，言其"止痛，消肿毒，通窍，能止疮痒，去皮风，杀疥"。《岭南采药录》记载"患百子痰打，用叶一撮，捣烂煮粥，和糖服之"。《广西中药志》"行气止痛，活血散瘀。治跌打肿痛，风湿，气痛"等功效。九里香之名最早出现于明代，因其花芳香，气味在九里之外都能闻到，被岭南民间称"九里香"，常生长于干旱的旷地或疏林中，主要分布于福建、台湾、广东、海南、广西、贵州、云南等地区。

九里香作为中药入药历史较短，但具有很高的药用价值。一个"香"字就透露了它的功用，富含挥发油、黄酮类等化合物，能行气活血、镇惊消肿止痛等，是我国东南一带的民间常用药，用于治疗疼痛、风湿、跌打和咳嗽等疾病。

九里香不仅是药用价值较高的本草植物，也是东南地区常见的景观植物。九里香植物四季常青，树姿优雅，花色洁白如玉，花香浓烈持久。惹得宋代诗人王庭在《浣溪沙（次韵向芗林）》中写道："九里香风动地来，寻香空绕百千回。"

九里香 *Murraya exotica* L. 和千里香 *Murraya paniculata*（L.）Jack 为芸香科九里香属常绿灌木，茎叶入药（彩图 3–13）。按照《中国药典》记载，九里香性温，味微苦、辛，有小毒；归肝、胃经，有行气止痛、活血散瘀的功效。

十大功劳（功劳木）

十大功劳叶以"枸骨叶"之名始载于《本草拾遗》。《本草纲目》亦称其为一味补肝肾的药物，但是并未提及"十大功劳"或"功劳叶"的名称。十大功劳的名称最早出现在于清代张璐所著的《本经逢原》一书，说它是枸骨叶的俗名，并记载了其药用效果。十大功劳，源于它在民间医疗保健用途不只有十种，对它正确的理解应该是，这种植物的全株树、根、茎、叶均可入药且功效卓著。依照中国文化中十全十美的好意头，便赋予它"十"这个象征完满的数字，因而得名。

关于十大功劳的药用，清代《本草再新》中记载"十大功劳治虚劳咳嗽"。《陆川本草》曰："泻火退热，治温病发热、心烦、下利、赤眼。"《江西草药》云："十大功劳味苦，性寒。功效为清热解毒、补虚止咳，主治肺痨咳血、骨蒸潮热、心烦目赤等病症。"《中药大辞典》记载"清虚热，燥湿，解毒。主治肺痨咳血，骨蒸潮热，腰膝酸痛，湿热黄疸，带下痢疾，风热感冒，目赤肿痛"。此外，十大功劳在园林中可植于绿篱、果园、菜园的四角作为境界林，也适于建筑物周边作配植，具有较高的观赏价值。

阔叶十大功劳 *Mahonia bealei*（Fort.）Carr. 或细叶十大功劳 *Mahonia fortune*（Lindl.）Fedde 为小檗科十大功劳属灌木，茎入药，名功劳木。根据《中国药典》记载，功劳木味苦，性寒，归肝、胃、大肠经，具有清热燥湿、泻火解毒的功效。

百　部

百部以"玉箫""箭悍"之名始载于汉末《名医别录》，言其"卒上气咳嗽"，位列中品。晋代《抱朴子·内篇·仙药》以"百部草"命名，载其"有百部草，其根俱有百许，相似如一也，而其苗小异也"。"百"者，言其极多；"部"者，根也。历代本草如《本草经集注》《抱朴子》《本草纲目》《草木便方》等均有记载。百部根系发达，多见于数根排列，其形状又称九十九条根、百条根等；又根据其擅于治疗咳嗽的功效，别名"嗽药"。此外，百部还有牛虱鬼、闹虱药、药虱药之称。

百部作为一味化痰止咳平喘药，历代本草典籍如《证类本草》《圣济总录》《雷公炮制药性解》《滇南本草》《本草分经》《药性切用》《本草易读》等均有其治疗咳嗽的记载。《备急千金要方》亦记载百部可"疗三十年嗽"。百部外用还有杀虫灭虱的功效，始见于《新修本草》，引《博物志》描述其"煮作汤，洗牛犬虱即去"。

直立百部 *Stemona sessilifolia*（Miq.）Miq.、蔓生百部 *Stemona japonica*（Bl.）Miq. 或对叶百部 *Stemona tuberosa* Lour. 为百部科百部属草本植物，块根入药。根据《中国药典》记载，百部味甘、苦，性微温，归肺经，具有润肺下气止咳、杀虫灭虱的功效。

千里光

千里光以"千里及"之名始载于《本草纲目拾遗》，"千里光"之名始见于《本草图经》，李时珍在《本草纲目》中将二者合并为"千里及并图经千里光"。相传古代在一个农民家庭出生的两个姑娘，从小眼睛就不太好，看东西很模糊。后来一位路过的百岁采药老人告知他们房前屋后开小黄花的植物就是治疗眼病的良药，农夫便每天用这种植物煎水熏蒸姑娘的双眼，没过多久，两个姑娘的眼睛不仅能看清东西，还能看到千里之外的事物，这种药草由此得名"千里光"。

据《本草拾遗》记载，千里光"主疫气，结黄，疟瘴，蛊毒，煮服之吐下，亦捣敷疮、虫蛇犬等咬伤处"。千里光的花、叶对治疗眼病有效，《本草图经》云："与甘草煮作饮服，退热明目。"在民间，如果老百姓得了疥疮，常用千里光外用治疗，疗效非常好。《滇南本草》载："洗疥癞癣疮，去皮肤风热。"因为千里光预防生疮的作用，民间流传有"家有千里光，一辈子不生疮"的俗语。

千里光 *Senecio scandens* Buch.–Ham. 为菊科千里光属多年生攀援草本植物，地上部分入药。根据《中国药典》记载，千里光味苦、性寒，归肺、肝经，有清热解毒、明目、利湿的功效。

万年青

万年青始载于《履巉（chán）岩本草》。《本草纲目拾遗》为其释名曰："取其四季长青，有长春之义。故有万年青、冬不雕草、千年润，亦作千年蒀。"《植物名实图考》云："阔叶丛生，深绿色，冬夏不萎。"万年青因其叶四季常青，年复一年而得名。万年青别名千年润。

《本草纲目拾遗》中还记录了诸多用万年青治病的验方，如用红枣 7 枚，劈开同万年青叶煎饮用，可止吐血；嫩叶阴干，根疗喉痹；万年青叶捣烂取汁搽，可治痔漏；用万年青花、山芝麻、橡栗树花、铁脚威灵仙为丸，黄豆大小，每服一丸，陈酒下，治跌打损伤等。

万年青由于其叶四季常青，冬天红果累累，被视为吉庆的象征。《花镜》中记载："造层移居，行聘治扩，小儿初生，一切喜事，无不用之，以为祥瑞口号，至于结姻币聘，虽不取生者，亦必剪造绫绢，肖其形以代之。"明王圻《三才会图》载"万年青，叶似芭蕉，隆冬不衰，以其多寿，故名"。

万年青 *Rohdea japonica*（Thunb.）Roth 为百合科万年青属多年生常绿草本植物，以根状茎或全草入药。根据《全国中草药汇编》记载，万年青味苦、微甘，性寒，有小毒，归肺、心经，有清热解毒、强心利尿、凉血止血之效。

第四节　以药效命名的本草

川续断

川续断以续断之名始载于《神农本草经》，言其"主伤寒，补不足，金创痈伤，折跌，续筋骨，妇人乳难。久服益气力"，列为上品。并以此正名，后世皆沿用此名称。对于续断别名的考证，《本草纲目》载"续断、属折、接骨，皆以功效名也"，又云"接骨以功而名，别名接骨木"。《滇南本草》曰"续断一名鼓槌草，又名和尚头"。

《神农本草经》记载"续断生常山山谷"，常山即为今山西恒山，这是关于续断产地最早的记载。据基原考证，明代开始以川续断科植物川续断作为续断的正品来源。《滇南本草》一书中虽未记载续断的产地，但续断被收载于此书的药材品种当中，因此可以推断续断在云南有分布。蔺道人《理伤续断方》一书中首次在续断等药材名上冠以"川"字，即四川所产续断。

续断入药历史悠久。因为它能"续折接骨"而得名。曲池老人说："续有接续、嗣续、连续三义，诚为男妇之要药。"接续者，接续筋骨血脉也；嗣续者，保胎接代也；连续者，延年葆春之义也。所以，明代医家倪朱谟称颂续断："所断之血脉非此不续，所伤之筋骨非此不养，所滞之关节非此不利，所损之胎孕非此不安，久服常服，能益气力。故女科伤科取用恒多。"

川续断 *Dipsacus asper* Wall. ex Henry 为川续断科川续断属多年生草本植物，以根入药，中药名为续断。根据《中国药典》记载，川续断味苦、辛，性微温，归肝、肾经，具有补肝肾、强筋骨、续折伤、止崩漏的功效。

远　志

远志始载于《神农本草经》，言其"主逆咳伤中，补不足，除邪气，利九窍，益智慧，耳目聪明，不忘，强志倍力。久服轻身不老"，列为上品。书中主要记载远志的性味、功效及生长环境，"今远志也，似麻黄，赤华，叶锐而黄"，从叶的描写中，可简单推断其为远志科植物远志。远志的别名最初是在东汉时期的《神农本草经》里出现的"叶名小草，一名棘菀，一名棘绕，一名细草"。

有关远志的使用传说有很多，"小草有远志，相依在平生。医和不并世，深根且固蒂（宋代黄庭坚《古诗二首上苏子瞻》）。"远志能利心窍、逐痰涎，可治疗痰阻心窍之癫痫抽搐，配伍半夏、天麻、全蝎等可治疗癫痫昏仆、痉挛抽搐；配伍石菖蒲、郁金、白矾等可治疗惊风发狂。"因君病肺两流连，梦到茅山采药年。我自当归君远志，敢言同病一相怜（明代汤显祖《闻姜仲文使君到阁旬时，怀不能去，漫成六首》）。"远志苦温性燥，入肺经，能去咳止痰，配伍杏仁、川贝母、桔梗等可治疗痰多黏稠、咳吐不爽。"竹梢藤蔓冷僧扉，门外苍松忽减围。戚药更谁悲远志，摘花犹得访蔷薇。"（明代陶望龄《东山》）远志疏通气血之壅滞而消痈散肿，单用研末，黄酒送服，或外用调敷患处，可治疗疮疡肿毒、乳房肿痛。

远志 *Polygala tenuifolia* Willd. 为远志科远志属多年生草本，以根入药（彩图3-14）。根据《中国药典》记载，远志性温，味苦、辛，归心、肾、肺经，具有安神益智、交通心肾、祛痰、消肿的功效。

益母草

益母草始载于《神农本草经》，言其"主明目益精，除水气。久服轻身，茎生瘾疹痒，可作浴汤"，列为上品。《广雅》云："益母，茺蔚也。"《本草纲目》中对益母草是这样介绍的："此草及子皆充盛密蔚，故名充蔚。其功宜于妇人及明目益精，故有益母之称。"

《新修本草》云其"叶如荏，方茎，子形细长三棱。方用亦稀"。《本草崇原》曰"入夏长三四尺，其茎方，其叶如艾。节节生穗，充盛蔚密，故名茺蔚"，描述了益母草的形态特征。古书记载，荏即为白苏，与益母草同属唇形科植物，而艾为菊科植物。时珍曰："紫苏、白苏，皆以二、三月下种，或宿子在地自生。其茎方，其叶团而有尖，四围有锯齿，肥地者面背皆紫，瘠地者面青背紫，其面背皆白者即白苏，乃荏也。"荏，其叶团而有尖，四围有锯齿，不羽裂；艾，茎下部叶开花前枯萎，中部叶卵状椭圆形，羽状深裂近茎顶端叶无柄。对比可知，"叶如荏"的叫法不合理，《新修本草》所描述的益母草有可能是同科植物錾菜，所以"叶如艾"的说法较为贴近现今药用益母草植物。

益母草 *Leonurus japonicus* Houtt. 为唇形科益母草属一年生或二年生草本植物，地上部分入药（彩图 3–15）。按照《中国药典》记载，益母草性微寒，味苦、辛，归肝、心包、膀胱经，具有活血调经、利尿消肿、清热解毒的功效。

防 风

"防风"之名最早见于《神农本草经》，亦名铜芸，其中记载"防风，味甘温，无毒，主大风头眩痛，恶风，风邪目盲无所见，风行周身骨节疼痹（御览作痛），烦满。久服轻身"，列为上品。此为中药防风正名和异名之起源。汉末《名医别录》则出现"茴草、百蜚、屏风"之记载。传说古时大禹治水防风被无辜冤杀，当时从他头中喷出一股股白血。大禹感到奇怪，便命人剖开防风的肚皮，细看满腹都是野草，这才知错怪了防风，大禹后悔莫及。防风死时喷出的一股股白血，散落在山野里，长出一种伞形羽状叶的小草。后来当地乡民为治水受了风寒，头晕脑胀，浑身酸痛，非常难忍。患者中有人梦见防风要他们吃这种草，说是能治风寒病。乡民们试着一吃，果然病就好了。

李时珍在《本草纲目》中释其名称由来，曰："防者，御也。其功疗风最要，故名。屏风者，防风隐语也。屏防者，义与屏风同。"可见，当时对防风药名的认知主要以其功效为依据。《本草纲目》又云"曰芸、曰茴、曰蕳者，其花如茴香，其气如芸蒿、蕳兰也"，则以防风原植物特征描述了防风之异名。清代《本草崇原》曰"盖土气厚，则风可屏，故名防风"，清末民国时期医学家张山雷《本草正义》曰"防风，通治一切风邪，故《神农本草经》以'主大风'三字为提纲……诚风药中之首屈一指者矣"，防风仍以其功能为名。同时期，日本药学家小泉荣次郎在《和汉药考》中将中药防风命名为回辛、防丰、曲方氏、山花菜、续弦胶。

防风 *Saposhnikovia divaricata*（Turcz.）Schischk. 为伞形科防风属多年生草本植物，以根入药。按照《中国药典》记载，防风性微温，味辛、甘，归膀胱、肝、脾经，具有祛风解表、胜湿止痛、止痉的功效。

决 明

决明始载于《神农本草经》，言其"主青盲，目淫肤赤白膜，眼赤痛泪出。久服益精光，轻身。生川泽"，列为上品。《本草纲目》曰："此马蹄决阴也，以明目之功而名，又有草决明、石决明，皆同功者。草决明即青葙子，陶氏所谓萋蒿是也。决明有二种，一种马蹄决明，茎高三、四尺，叶大于苜蓿而本小末奓，昼开夜合，两两相帖。秋开淡黄花，五出。结角如初生细豇豆，长五、六寸，角中子数十粒，参差相连，状如马蹄。"

决明入药历史悠久。在《神农本草经》的基础上，《雷公炮制药性解》记载其"味咸、苦、甘，性平无毒，入肝经，决明子专入厥阴，以除风热，故为眼科要药。鼻红肿毒，咸血热也。宜其疗矣"。查阅古本草可知，决明子具有清肝、明目、利水、通便、祛风清热、解毒利湿等功能。决明子的炮制最早见于南朝梁《本草经集注》"火炙，作饮极香"，现在主要的炮制方法有生用、炒黄等。

决明 *Cassia tora* L. 为豆科决明属一年生亚灌木状草本植物，种子入药。按照《中国药典》记载，决明子性微寒，味甘、苦、咸，归肝、大肠经，具有清热明目、润肠通便的功效。

伸筋草

伸筋草最早记载于《本草拾遗》。相传在宋代的时候，有一个官员名叫李东杰，因劳累和风寒使其原有的风湿病复发严重到无法行走。李东杰对这个能治风湿病的草药十分感兴趣，就问老农这草药叫什么名字。老农说当地人都叫它"山猫儿"，李东杰觉得这个名字不好听，便给它取了个"伸筋草"的名字，于是这个名字流传至今。

在《本草拾遗》中称其为石松，"石松，生天台山石上，如松，高一二尺，山人取根茎用"；在《滇南本草》中，又称其为"过山龙"；《中药志》中称其为"金毛狮子草"等。伸筋草主要功效为祛风湿，还有除湿消肿、舒筋活血等其他功效，果真"名如其效"。很多中草药书中都有它的身影，它也是民间百姓常用到的一味中草药。伸筋草的采集时间一般是在夏天和秋天，在其茎叶繁茂时连根拔起，除去泥土、杂质，之后再将其晒干。

伸筋草 *Lycopodium japonicum* Thunb. 为石松科石松属的本草植物，全株入药。按照《中国药典》记载，伸筋草性温，味微苦、辛，归肝、脾、肾经，具有祛风除湿、舒筋活络的功效。

王不留行

王不留行始载于《神农本草经》，言其"味苦平。主金创，止血逐痛，出刺，除风痹内寒。久服，轻身耐老，增寿。生山谷"，列为上品。相传王不留行是邳彤发现的。邳彤想到一段历史，刘秀对头王朗扬言百姓不把饭菜送来就要杀了村民。一参军劝阻，踏平村庄也解不了兵将的饥饿，不如赶紧离开此地，另作安顿，也好保存实力，追杀刘秀。王朗听了，才传令离开村庄。邳彤便给他发现的一种"性善走而不往"的草药起了个名字叫"王不留行"，意思是"虽有命令亦不能留其行"。因其"性走而不守，其通经下乳之功甚速，虽有帝王之命也不能留其行"，故名王不留行。

《名医别录》记载王不留行"味甘，平，无毒。止心烦，鼻衄，痈疽，恶疮，瘘乳，妇人难产"。《药性论》曰其"能治风毒，通血脉"。可见王不留行主要功效是活血痛经，下乳消肿。《汤液本草》也记载了王不留行的功效："味苦，阳中之阴。甘平，无毒。"在妇科，王不留行又是发乳的良药，常与穿山甲同用，俗谚有"穿出甲，王不留，妇人服了乳长流"的说法，可见其通乳汁的作用是很显著的。

麦蓝菜 *Vaccaria segetalis*（Neck.）Garcke 为石竹科植物麦蓝菜属一年生或二年生草本植物，种子入药，名王不留行。根据《中国药典》记载，王不留行性平、味苦，归肝、胃经，具有活血通经、下乳消肿、利尿通淋的功效。

第五节　以色彩命名的本草

本草中以色彩命名有很多，包括紫菀、黄连、黄芩、红花、丹参、青蒿、白术、紫苏和菘蓝等。本章节将从名字由来、史料记载、基原植物和药性药效等方面简单介绍上述中药植物。

紫　菀

紫菀，始载于《神农本草经》，言其"味苦温。主咳逆上气，胸中寒热结气，去蛊毒痿蹶，安五藏。生山谷"，列为中品。陶弘景曰："其生布地，花紫色，本有白毛，根甚细。"李时珍在《本草纲目》中记载"其根色紫而柔宛，故名。"《说文解字》言："宛，屈草自覆也。"青与紫色近，亦称青菀。紫菀的根因表面多呈紫红色或灰红色，且质地柔韧，故得此名，别名小辫儿、夹板菜、驴耳朵菜、青苑、紫蒨和返魂草等。

紫菀在中药古籍中也多有出现，如《本草经疏》言"紫菀，观其能开喉痹，取恶涎，则辛散之功烈矣，而其性温，肺病咳逆喘嗽，皆阴虚肺热证也"，《本草从新》言"专治血痰，为血劳圣药。又能通利小肠"，均记载了其归肺经，润肺止痰的功效。当代名医朱良春在《朱良春用药经验集》一书中说："紫菀能通利二便，是因紫菀体润而微辛微苦……润则能通，辛则能行，苦可泻火，故于二便之滞塞皆效。"

明代诗人黄衷多次在诗中写到紫菀，如《林中》"畦丁收紫菀，野客饷雕菰"；《和岱麓谪居感遇三首　其三》"谓我饵紫菀，何如树卫矛"。可见这棵紫色的小草被广为种植，除了入药，也可作为食材被端上餐桌。

紫菀 *Aster tataricus* L. f. 为菊科紫菀属多年生草本植物，干燥根和根茎入药。根据《中国药典》记载，紫菀味辛、苦，性温，归肺经，具有润肺下气、消痰止咳的功效。

紫　苏

早期本草《名医别录》《本草经集注》等均以"苏"为正名。直至唐代《新修本草》仍以"苏"为正名，同时期《食疗本草》及五代时期《日华子本草》等著作中才开始以"紫苏"为正名。李时珍曰："苏从酥，音酥，舒畅也。苏性舒畅，行气和血，故谓之苏。曰紫苏者，以别白苏也。"即"苏"与其"性舒畅，行气和血"的功效有一定的关系，而在"苏"之前加以紫字，是为了与"白苏"相区别。"紫"为其修饰词，与紫苏的外观形态或其品质评价标准有密切的联系，如《本草经集注》载"叶下紫色而气甚香。其无紫色不香似荏者，名野苏，不堪用"，《本草衍义》曰"背面皆紫者佳"，《本草纲目》载"其色紫，入血分"，《本草原始》载"紫言其色也"，《本草求真》载"背面俱紫"。根据不同药用部位进行相应的名称考证，果实入药在历代本草及医籍方书中多称为紫苏子、苏子。

紫苏入药始载于《名医别录》，言其"主下气，除寒中"，列为中品。《日华子本草》载其"补中益气。治心腹胀满，止霍乱转筋，开胃下食，并（治）一切冷气，止脚气"。《本经逢原》言其"能散血脉之邪"。《本草纲目》曰："行气宽中，消痰利肺，和血，温中，止痛，定喘，安胎。"对紫苏的功效作了全面的概述。

此外，紫苏还具有独特香味，味道微辛并带有淡淡的甜味。这些特点使得紫苏作为一种独特的香料出现在人们的餐桌上。宋朝章甫有诗《紫苏》"人言常食饮，蔬茹不可忽。紫苏品之中，功具神农述"，也是赞美紫苏的独特味道。

紫苏 *Perilla frutescens*（L.）Britt. 唇形科紫苏属一年生直立草本植物，以其叶、果实、茎入药（彩图 3-16）。根据《中国药典》记载，紫苏子辛、温，归肺经，具有降气化痰、止咳平喘、润肠通便功效；紫苏叶辛、温，归肺、脾经，具有解表散寒、行气和胃的功效；紫苏梗辛、温，归肺、脾经，具有理气宽中、止痛、安胎的功效。

黄　连

黄连又名王连、支连，其根连珠而色黄，故名黄连，始载于《神农本草经》，言其"味苦寒，治热气目痛，眦伤泣出，明目，肠澼腹痛下利，妇人阴中肿痛，久服令人不忘"，列为中品。

关于黄连的名称在古籍中多有记载，《本草经考注》言："王、黄古多通用，王连即黄连"。梁代《兼名苑》记载："一名石髓，共谓生崖石间也。"唐代《药性论》中称之为支连。清代《本经疏证》记载："黄连根株从延，蔓引相属，有数百株共一茎者，故名连。"

黄连属于清热燥湿类药，可治疗湿热内蕴引起的痞满、黄疸、呕吐、痢疾、出血、消渴等症，与黄芩、黄柏统称"三黄"。黄连很早就出现在古代的诗文中，释正觉《偈颂二百零五首·五月五日天中节》中"甘草黄连自苦甜，人参附子分寒热。"对黄连进行描述，而歇后语"哑巴吃黄连——有苦说不出"，则用黄连的药性来比喻无奈的心情。

黄连分为味连、雅连、云连，三者的区别主要在产地、植物基原和性状等。入药统称为"黄连"。

黄连 *Coptis chinensis* Franch.、三角叶黄连 *Coptis deltoidea* C. Y. Cheng et Hsiao 或云连 *Coptis teeta* Wall. 为毛茛科黄连属多年生草本，干燥根茎入药。根据《中国药典》记载，黄连味苦、性寒，归心、脾、胃、肝、胆、大肠经，具有清热燥湿、泻火解毒的功效。

黄　芩

黄芩为我国常用的大宗药材，始载于《神农本草经》，言其"主诸热黄疸，肠澼泄痢，逐水，下血闭，恶疮疽蚀，火疡，一名腐肠。生川谷"，列为下品。《本草经集注》云："圆者名子芩为胜，破者名宿芩，其腹中皆烂，故名腐肠，惟取深色坚实者为好。俗方多用，道家不须。"该书指出黄芩以根入药，药材有条芩与枯芩两种。一般认为生长年限较短者根圆锥形，饱满坚实，内外黄色，外表有丝瓜网纹，此即陶弘景说的"子芩"，"黄芩"之名亦由此而来。年限过长则药材体大而枯心甚或空心，内色棕褐，此即陶弘景所说"宿芩"，别名"腐肠""空肠""内虚"等。

黄芩为清热解毒类中药，和黄连、黄柏一起组成了中药组合"三黄"，具有清热燥湿、解毒泻火的功效，但黄芩还具有止血的效果。李时珍在《本草纲目》中记载他跟黄芩的故事，赞叹"药中肯綮，如鼓应桴，医中之妙，有如此哉"。唐代诗人徐成在《王良百一诗（其四十九）》中写道"天门还治肺，地骨也医肝。心热黄芩妙，人参性不寒"，描述了黄芩的功效和妙用。

黄芩除了入药外，同时也是美味的野菜，早在《诗经·小雅·鹿鸣》中的"呦呦鹿鸣，食野之芩。我有嘉宾，鼓瑟鼓琴。鼓瑟鼓琴，和乐且湛"，记录了当时人们采摘黄芩食用，其中的"芩"就是黄芩。另外黄芩叶茶也可作为本草保健品。

黄芩 *Scutellaria baicalensis* Georgi 为唇形科黄芩属多年生草本植物，干燥根入药（彩图 3-17）。按照《中国药典》记载，黄芩味苦、性寒，归肺、胆、脾、大肠、小肠经，具有清热燥湿、泻火解毒、止血、安胎的功效。

红　花

红花始载于《开宝本草》，言其"主产后血运口噤，腹内恶血不尽，绞痛，胎死腹中，并酒煮服。亦主蛊毒下血"，列为中品。宋代《本草图经》记载："其实亦同，叶颇似蓝。故有蓝名，又名黄蓝。"《本草蒙筌》和《本草原始》等古籍记载：由于红花花期初时大多为黄色，后期由黄色逐渐变为红色，因此红花又被世人称为"红蓝花"和"黄蓝"等。北魏贾思勰所著《齐民要术》中的"种红蓝花栀子"篇系统地记载了当时红蓝花的种植和使用情况。

关于红花的起源，医书记载了多种说法。一般认为地中海东岸的新月地带为红花起源地，由中亚经"丝绸之路"传到我国西北地区，再传入中原并进行广泛栽培。如隋代《西河旧事》中记载："匈奴嫁妇，采其花，榨其汁，凝为脂，以为饰。"虽然医学著作收载红花的时间较晚，但早在东汉时期，张仲景就在其所著《金匮要略》中提及红蓝花酒，曰："妇人六十二种风，及腹中血气刺痛，红蓝花酒主之。"

著名诗歌《楚辞·九叹·惜贤》载："搴薜荔于山野兮，采撚支于中洲。"其中撚支指的就是红花，别名捻支、烟支、燕脂及胭脂等，在没有人工合成染料之前，红花还是重要的化妆品原料，深受西域及北方游牧民族女子喜爱。《尔雅翼》云："燕支，本非中国所有，盖出西方，染粉为妇人色，谓为燕支粉。"

红花 *Carthamus tinctorius* L. 为菊科红花属一年生草本植物，头状花序入药。红花味辛、性温，归心、肝经。按照《中国药典》记载，红花具有活血通经、散瘀止痛的功效。

丹　参

丹参，别名有赤参、山参、紫丹参和红根等。始载于《神农本草经》，言其"主治心腹邪气，肠鸣幽幽如走水，寒热积聚，破癥除瘕，止烦满，益气。一名郄蝉草。生川谷"，列为中品。明代医家李时珍在《本草纲目》中释名："五参五色配五脏。故人参入脾曰黄参，沙参入肺曰白参，玄参入肾曰黑参，牡蒙入肝曰紫参，丹参入心曰赤参。活血，通心包络，治疝痛。"丹与赤，都是指红色，丹如丹砂，赤如赤豆，丹浅赤深，仅是红色的深浅程度不同而已。《本草正义》中记载"丹参，专入血分，其功在于活血行血，内之达脏腑而化瘀滞"。明代《滇南本草》云"补心定志，安神宁心，治健忘怔忡，惊悸不寐"。《吴普本草》曰"治心腹痛"。《名医别录》云"无毒。养血，去心腹痼疾，结气，除风邪留热久服利人"。宋代陈自明《妇人明理论》"一味丹参散，功同四物汤"的说法，更是表明了丹参是妇科活血调经之常用药。

丹参 *Salvia miltiorrhiza* Bge. 为唇形科鼠尾草属多年生草本植物，干燥根和根茎入药。按照《中国药典》记载，丹参味苦、性微寒，归心、肝经，具有活血祛瘀、通经止痛、清心除烦、凉血消痈的功效。

青 蒿

青蒿始载于马王堆出土文物帛书《五十二病方》"牝痔方"，曰"青蒿者，荆名曰萩，主疗痔疮"，距今已有两千余年。东汉《神农本草经》以"草蒿"为其正名，以"青蒿"为别名。马王堆汉墓丝帛中记载"青蒿治疟"。葛洪《肘后备急方》记有："青蒿一把，以水三升渍绞取汁尽服之，治寒热诸症。"《本草纲目》记载青蒿治疟的方剂。《本草新编》曰："青蒿，专解骨蒸劳热，尤能泄暑热之火，泄火热而不耗气血，用之以佐气血之药，大建奇功，可君可臣，而又可佐可使，无不宜也。"《滇南本草》中亦载有"青蒿味苦，性寒，去湿热，消痰。治痰火嘈杂眩晕。利小便，凉血，止大肠风热下血，退五种劳热，发烧怕冷"。《药性赋歌括白话解》云："青蒿可治温病后期夜热早凉，热退无汗之症，或阴虚发热，如骨蒸潮热，日晡潮热，或原因不明的持续低热，配合辨证用药，常收意外之效。"《本草图经》云："青蒿，治骨蒸劳热为最。"《医林纂要》曰："青蒿清血中湿热，治黄疸及郁火不舒之证"。

《诗经·小雅·鹿鸣》云："呦呦鹿鸣，食野之蒿。我有嘉宾，德音孔昭。视民不恌，君子是则是效。我有旨酒，嘉宾式燕以敖。"此蒿，青蒿也。在空旷的原野上，一群麋鹿悠闲地吃着青蒿，不时发出呦呦的鸣声，此起彼应，和谐悦耳，古人把这一场景记录在《诗经》中并流传了下来。

黄花蒿 *Artemisia annua* L. 为菊科蒿属一年生草本植物，其干燥地上部分入药，称之为"青蒿"。按照《中国药典》记载，黄花蒿性寒，味苦、辛，归肝、胆经，具有清虚热、除骨蒸、解暑热、截疟、退黄的功效。

白 术

秦汉之前把白术统称为"术"。"术"始载于《神农本草经》，言其"主湿痹、死肌、痉、疽、止汗，除热，消食，作煎饵。久服，轻身、延年、不饥。一名山蓟，生山谷"，列为上品。《广雅》云："山姜，术也，白术，牡丹也。"《尔雅》云"术，山蓟"。术是一种以形态命名的药物。张仲景在《伤寒杂病论》的汤方中首次使用白术，表明从此"术"开始出现"白"化，如清代《本草崇原》"有赤白二种。《本经》未分，而汉时仲祖汤方始有赤术、白术之分"，但在之后，宋本草才确定了"白术"的名称，《证类本草》详细记载："其生平地而肥大于众者，名杨抱蓟，今呼之马蓟，然则杨抱即白术也"。

白术入药历史悠久，是一味补虚药，也是"浙八味"之一。《名医别录》记载"主大风在身面，风眩头痛，目泪出，消痰水，逐皮间风水结肿，除心下急满，及霍乱吐下不止，利腰脐间血，益津液，暖胃，消谷嗜食"。《日华子本草》曰"治一切风疾，五劳七伤，冷气腹胀，补腰膝，消痰，治水气，利小便，止反胃呕逆，及筋骨弱软，痃癖气块，妇人冷癥瘕，温疾，山岚瘴气，除烦长肌"。白术作为上品药材亦被文人墨客所喜爱，宋代梅尧臣《采白术》曰"吴山雾露清，群草多秀发。白术结灵根，持锄采秋月。归来濯寒涧，香气流不歇。夜火煮石泉，朝烟遍岩窟。千岁扶玉颜，终年固玄发。曾非首阳人，敢慕食薇蕨"展现了诗人在山间采集白术用来炼制灵丹的自然风光。明代诗人蔡羽的《秋泉二首》诗中"白术朝露香，紫芝秋霞熟"描绘了山中缀着朝露的白术，散发阵阵清香的美好画面。

白术 *Atractylodes macrocephala* Koidz. 为菊科苍术属多年生草本植物，其干燥根茎入药。按照《中国药典》记载，白术味苦、甘，性温，归脾、胃经，具有健脾益气、燥湿利水、止汗、安胎的功效。

菘 蓝

菘蓝又名蓝实，始载于《神农本草经》，言其"主解诸毒，杀蛊蚑，鬼疰，螫毒。久服，头不白，轻身。生平泽"，列为上品。《名医别录》曰：其茎叶可以染青，生河内。李时珍在《本草纲目》中记载："蓝凡五种，各有主治，惟蓝实专取蓼蓝者。蓼蓝叶如蓼，五六月开花，成穗细小，浅红色，子亦如蓼，岁可三刈，故先王禁之。菘蓝叶如白菘。马蓝叶如苦荬，即郭璞所谓大叶冬蓝，俗中所谓板蓝者。二蓝花子并如蓼蓝。吴蓝长茎如蒿而花白，吴人种之。木蓝长茎如决明，高者三四尺，分枝布叶，叶如槐叶，七月开淡红花，结角长寸许，累累如小豆角，其子亦如马蹄决明子而微小，迥与诸蓝不同，而作淀则一也。"板蓝是马蓝的别名，马蓝的根在福建土人中应用，可能就是现在板蓝根的最早来源。关于菘蓝最早的形态描述在宋代，苏颂谓"大青春生青紫茎，似石竹苗叶，花红紫色，似马蓼亦似花，根黄"；李时珍谓"大青处处有之，茎圆，叶长三、四寸，面青背淡，对节而生，八月开小花，红色成簇，结青实，大如椒果，九月色赤"。

菘蓝作为一种异药同源的宝藏植物是中药大青叶、青黛、板蓝根的"母亲"。大青叶可提取靛蓝素，作蓝色染料。荀子《劝学》中记载："青，取之于蓝而胜于蓝。"诗句中所描述的"蓝"就是用菘蓝和蓼蓝提取的。《名医别录》谓"蓝实生河内平泽，其茎叶可以染青"，"可以染青"讲到了蓝实含有靛蓝的本质特征。板蓝根的"蓝"首见于《尔雅释草》："葴，马蓝。"其后也见于多部本草著作，如《神农本草经》《本草经集注》《新修本草》《本草图经》《本草纲目》《三农纪》和《植物名实图考》等，分别从其植物形态和性味功效等方面进行描述。

菘蓝 *Isatis indigotica* Fort. 为十字花科菘蓝属二年生草本植物，根和叶均可入药（彩图 3–18）。按照《中国药典》记载，根入药名为"板蓝根"，性寒、味苦，归心、胃经，具有清热解毒、凉血利咽的功效；叶入药名为"大青叶"，性寒、味苦，归心、胃经，具有清热解毒、凉血消斑的功效；叶或茎叶经加工制得的干燥粉末、团块或颗粒入药为"青黛"，性寒、味咸，归肝经，具有清热解毒、凉血消斑、泻火定惊的功效。

第六节 海外本草

仙　茅

仙茅始载于《海药本草》，言其"生西域。粗细有筋，或如笔管，有节文理。其黄色多涎，梵云呼为阿输干陀……自武城来，蜀中诸州皆有。叶似茅，故名曰仙茅"。民间俗称独茅根、茅爪子等。历代文献如《本草图经》《证类本草》《滇南本草》《本草纲目》《本草乘雅半偈》等中对仙茅的植物形态、产地、炮制、配伍、毒性、功效应用等方面都有详细记载。古代印度崇拜梵天的婆罗门僧侣们，认为此根久服轻身、明目益筋骨，可治五劳七伤，有"千斤乳石，不如一斤仙茅"之说，为了养生，他们常服这种叶似茅草的根，故又名"婆罗门参"。我国古代很多皇亲国戚及贵族阶层，为了追求长生不老，有服食"石药"的习惯，但长期服用后发现，不仅没有效用，反而产生了很多副作用。到了盛唐时期，我国与西域各国有了贸易往来。唐贞观年间，来自西域的婆罗门僧侣作为礼品，把仙茅献给了唐太宗李世民。太宗服用仙茅后感到精力、体力大增，觉得仙茅养生确实有效，便将仙茅作为禁药秘藏宫中，不准外传以独自享用。直到唐开元年间，和尚玄藏得到此药，才流传到民间。

《本草图经》记载其"生西域及大庾岭，今蜀川、江湖、两浙诸州亦有之"。因仙茅产地除西域的"大庾岭"外，还有今之广东、江西一带，证明我国唐代时仙茅已在中原地区种植，此时为域外产，域内亦产。在《证类本草》中记载了其异名"一名独茅根，一名茅瓜子，一名婆罗门参"。《本草品汇精要》明确了仙茅的道地产区"戎州、江宁、衡山"，戎川为今之四川宜宾，江宁即今之南京，衡山则为湖南东南部。这证明在明代，仙茅已开始在本土种植，并在多地产出。仙茅为温热性药物，对有内热的患者，不论虚实都不宜使用；使用时应在中医师的指导下，其剂量必须掌握在常规范围内，不可大剂量使用，以免中毒。

仙茅 *Curculigo orchioides* Gaertn. 为仙茅科仙茅属多年生草本植物，根茎入药。按照《中国药典》记载，仙茅味辛，性热，有毒，归肾、肝、脾经，具补肾阳、强筋骨、祛寒湿功效。

番红花

番红花（saffron）一词来源于阿拉伯语，早在公元前5世纪克什米尔古文献中就已经有记载。它的栽培历史可以追溯到公元前2世纪左右，在幼发拉底河畔就有一个番红花镇（Saffron-Town），长久以来，人们将番红花作为金黄色的染料、香料、药材和食材而广泛使用。番红花早在东汉沿丝绸之路经西藏流传到我国。早在东汉《南州异物志》记载西红花："出罽宾（今阿富汗），国人种之，先以供佛，数日萎，然后取之。色正黄，与芙蓉花裹嫩莲者相似，可以香酒。"初期由于番红花十分稀有，主要为供奉佛事和作为香料使用，以郁金香为名，唐代李白有诗云"兰陵美酒郁金香，玉碗盛来琥珀光"，到了宋代，随着中外交流更加频繁，《开宝本草》中有记载其药用价值，随后出现撒馥兰、番红花、藏红花等不同药名，临床功效和治疗范围也得到完善和发展，《本草纲目》中记载"番红花出西番回回地面及天方国"即今之阿拉伯地区，说明当时仅产自域外。中华人民共和国成立后以西红花之名载入《中国药典》。

《图经本草》言其"生大秦国，二月、三月有花，状如红蓝。其花即香也"。其中大秦国为古罗马。伊朗、中东地区曾是世界上最大的西红花出产地，后流传到欧洲，法国、西班牙也有栽培。20世纪60年代，我国开始引种。经过科研人员的不懈努力，20世纪80年代在上海将其驯化栽培成功，现在上海崇明岛、浙江及河南都有大面积栽培。目前市场上的主流优质西红花均为国产西红花。

番红花 *Crocus sativus* L. 为鸢尾科番红花属多年生草本植物，柱头入药。按照《中国药典》记载，西红花味甘，性平，归心、肝经，具有活血化瘀、凉血解毒、解郁安神的功效。

番泻叶

番泻叶在现代常用中药中属于应用较晚的药物，在医药文献中罕见记载。以"番泻叶"为正名始载于民国《饮片新参》。番泻叶原产自热带，由国外引进。

在《回回药方》《诊验医方歌括》《温热逢源》《过氏医案》《医验随笔》《重订广温热论》《药物出产辨》《增订伪药条辨》等中对番泻叶的产地、功效和临床应用等进行了记载。

《回回药方》中番泻叶并非作为单味药使用，而是与其他多种药物共同组方，治疗疾病包括中风、抽搐、紫白癜风等，给药途径包括了内服、外用等。《诊验医方歌括》中在治疗痔疮的条文下有一条关于番泻叶的记载，即"形尖而长，状如柳叶，用十片沸水冲服，专利大便，下三焦之火，泻诸热湿邪积垢，并去烟毒，轻者服一二次，重至三次，有利无弊，通畅即止，用代茶饮，极稳极便，附记于此"。番泻叶又名"泡竹叶"，清末民初时期医案中也确有少数医家以"泡竹叶"入药，如金子久《和缓遗风》。

狭叶番泻 *Cassia angustifolia* Vahl 和尖叶番泻 *Cassia acutifolia* Delile 为豆科决明属

草本状小灌木，小叶入药。按照《中国药典》记载，番泻叶味甘、苦，性寒，归大肠经，具有泻热行滞、通便、利水的功效。

安息香

安息香最初作为香料使用，古代本草中所述安息香皆为外国传入，见于《晋书》中讲述道士在作法求雨过程中焚烧安息香。安息香作为药用始载于唐代《新修本草》，后《千金翼方》《酉阳杂俎》《本草纲目》《本草从新》《本草述钩元》《本草蒙筌》等对安息香的产地、性状、功效和临床应用等进行了记载。安息香在古典名著中就有详细的记载，这也是中国传统文化的重要组成部分。《红楼梦》第九十七回"林黛玉焚稿断痴情，薛宝钗出闺成大礼"中，宝玉成亲，新娘却不是日思夜想的林妹妹，于是宝玉旧病复发，糊涂地更厉害，口口声声要找林妹妹去。知宝玉旧病复发，只得满屋里点起安息香来，定住他的神魂，扶他睡下。这安息香便是中医常用的开窍药。

随着朝代更迭及国家间贸易往来，安息香由原来的西戎、南海、波斯、安南、三佛齐等地迁移到更多地方种植。近现代安息香分布于印度尼西亚、苏门答腊、泰国、越南，以及我国福建、贵州、云南、广西、广东等地。古时安息香性状为凝固后的树脂，"其胶如饴""形色类胡桃瓤"，颜色有"黄黑色""紫黑黄相和如玛瑙""皮色亦如鲜荔枝"等。近现代安息香为橙黄色、黄白色或者淡棕黄色。安息香药材性状古今相似，并无明显差别。安息香药材以油性大、具蜡样光泽、质脆易碎、香气浓、嚼之有砂粒感、无杂质者为佳。安息香的采收加工，古代集中在农历 7～8 月份，割开树皮采其树脂。近现代安息香在夏、秋两季选择生长 6 年或 10 年的树割其树皮取树脂。

白花树 *Styrax tonkinensis*（Pierre）Craib ex Hartwich 为安息香科安息香属乔木，树脂入药，名安息香。按照《中国药典》记载，安息香味辛、苦，性平，归心、脾经，具有开窍醒神、行气活血、止痛的功效。

苏合香

苏合香最早见于《后汉书》，曰："合会诸香，煎其汁以为苏合。"记载其产于大秦国，非中土之物。后《新修本草》《本草图经》《梦溪笔谈》等均对苏合香的产地、性状、功效和临床应用等进行了记载。综合史料分析，大秦国和波斯国应均为苏合香的产地，两国的地理位置比较靠近，植物品种相似，多齐墩果科树，因此盛产苏合香，史书记载不同，很有可能是因为在不同时期，苏合香的传入者和贩卖者身份不同，造成了这种历史性差异。苏合香的形态究竟是固体还是液体，在史料中有不同的记载。据《后汉书》记载苏合香应该是液体无疑。在唐代苏敬编纂的《新修本草》中记载："从西域及昆仑来，紫赤色，与紫真檀相似，坚实极香，惟重如石，烧之灰白者好。"据此可知，苏合香为固体香。苏合香并不是一种单一形态的香料，很有可能有固体和液体两种形态。古人所见到的苏合香或为固体或为液体，所以才出现了史料记载上的差异。

苏合香不仅可药用，还广泛应用于古人的日常生活中。古人在房中熏染苏合香是一种流行于上层社会的习俗，尤其喜爱以苏合香熏衣，白居易在《裴常侍以题蔷薇架十八韵见示因广为三十韵以和之》中写道："胭脂含脸笑，苏合裹衣香。"虽然是在以苏合裹衣之香形容蔷薇花的清雅香气，却透露出唐代人以苏合香熏衣的习俗。明代周宪王所著《元宫词》"骑来骏马响金铃，苏合薰衣透体馨"，亦证实了苏合香用来熏衣的习俗沿袭到明代。古人还喜欢佩戴苏合香囊，唐代李端在《春游乐二首》记述道："游童苏合带，倡女蒲葵扇。"苏合香以其独特的香气赢得了古人的喜爱，不仅为古人的日常生活增添了旖旎缠绵的情调，提高了审美品位，以其入药还可治疗古人的病痛，更为古代文人的文学创作提供了素材，使古典文学作品弥漫着来自异域的神秘色彩，绽放出属于中国古典文学的独特光芒。

苏合香树 *Liquidambar orientalis* Mill. 为金缕梅科枫香属乔木，树脂入药。按照《中国药典》记载，苏合香味辛，性温，归心、脾经，具有开窍、避秽、止痛的功效。

乳　香

唐代陈藏器《本草拾遗》，首次有以"乳香"为正名的记载，此后本草书籍基本使用乳香一名。西汉时期，随着陆上丝绸之路和海上丝绸之路的开通，乳香等香料贸易已进入了中国，西汉南越王墓出土的乳香实物和为烧熏乳香等香料所用的铜制薰炉，是现存乳香传入的最早考古证据。从唐代起，熏陆香的药用价值被不断开发，相关的药用记载增多。

《新修本草》首次描述了熏陆香的形态及来源。乳香为树皮部油树脂溢出，以垂滴如乳头、气味芳香的特点而得名。后《海药本草》《本草图经》《本草品汇精要》《本草衍义》《本草蒙筌》等著作等均对乳香的产地、性状、功效和临床应用等进行了记载。元代《饮膳正要》中还将其作为一种食物调料。其古代著名的产地主要有古印度和古代阿拉伯地区，现代产地主要集中在索马里、埃塞俄比亚及阿拉伯半岛南部，乳香药用部位为树皮渗出的树脂，以春夏两季为主进行采收，古今一致。

乳香树 *Boswellia carterii* Birdw. 及同属植物 *Boswellia bhaw-dajiana* Birdw. 为橄榄科乔木，树脂入药。按照《中国药典》记载，乳香味辛、苦，性温，归心、肝、脾经，具有活血定痛、消肿生肌的功效。

曼陀罗

曼陀罗之名源自外来词语，是从梵语"Mandala"音译而来的佛学名词，始记载于《法华经》，是陀罗星使者手持之花。宋代《太平圣惠方》是我国非佛学史籍中首次出现曼陀罗的书籍。现代本草著作大多以"洋金花"作为曼陀罗入药的正名。曼陀罗曾一度被认为是古方麻沸散的主要成分。关于麻沸散的最早记载见于《三国志·华佗传》，书中记载华佗在无法利用针灸和中药治病的前提下，便让患者使用麻沸散麻醉后进行手术治疗。然而据《后汉书》记载，华佗被曹操杀害前将所著医书全部烧毁，所以麻沸散的原始配方并没有保存下来。因从古至今很多麻醉药方都含有曼陀罗，因此人们认为曼陀罗是麻沸散的主要成分。

宋代的《太平圣惠方》最早将曼陀罗（曼陀罗子）入药，《岭外代答》记录了曼陀罗的植物形态和分布情况"大叶白花，结实如茄子，而遍生小刺"，分布于广西。由于曼陀罗的异名繁多，为外来入侵物种之一，分布极其广泛，导致其药用植物十分混乱。中国存在的曼陀罗品种有6种，3个变种，3个栽培变种。经考证对比可知中药曼陀罗在古代的主要基原植物为曼陀罗、毛曼陀罗和白花曼陀罗3种，由于其形态相似，生长环境大体相同，曼陀罗的基原植物在古代一直被认为是一种，直到近代本草著作中才开始有了明确的区分。

白花曼陀罗 *Datura metel* L. 为茄科曼陀罗属草本或半灌木状植物，花入药，名洋金花。按照《中国药典》记载，洋金花味辛，性温，有毒，归肺、肝经，具有平喘止咳、解痉定痛的功效。按照《现代实用中药》记载，叶入药为曼陀罗叶，具有镇咳平喘、止痛拔脓的功效。按照《中华本草》记载，种子入药为曼陀罗子，味辛，性温，有毒，归肝、脾经，具有平喘、祛风、止痛的功效。

荜 茇

荜茇始载于《雷公炮炙论》，其后的本草著作如《酉阳杂俎》《海药本草》《本草图经》《本草衍义》《本草品汇精要》《本草纲目》《本草乘雅半偈》等对荜茇植物的形态、产地、功效、临床应用等方面都有详细记载。荜茇是一种十分常见的乡野植物，在我国南方广大地区，无论是山间密林下、河谷沟壑旁，还是道旁荒地里，都能看到它们青翠碧绿的身影。它是一种南方人广为使用的调味香料。荜茇清香鲜美的滋味和独特的食用价值，受到古今中外人们的重视。如我国历史上，早在北魏就有了用荜茇烩制的名菜"胡炮肉"；到了元代，更是涌现出"荜茇粥""鲫鱼羹""荜茇头蹄""牛奶子煎荜茇"等许多与荜茇相关的菜品。在北非的摩洛哥及东非埃塞俄比亚的美食中，荜茇也被广泛使用，如北非名"库斯库斯"中，荜茇就是一种必不可少的原料。荜茇不仅有很高的食用价值，更是一味十分珍贵的中药材，被称为"温中第一药"。在唐代李亢所撰的《独异志》中记载着一则有关荜茇治疗痢疾的故事。贞观年间，唐太宗李世民患上顽固性痢疾，尽管御医们想尽了办法，李世民的病情仍未见好转。无奈之下，李世民只得昭告天下，悬赏征集医治良方。一位年届七旬的民间医生张宝藏前来应征，献上一道药方：牛乳半斤，荜茇三钱，同煎减半，空腹顿服，日饮一次，可治疗慢性气痢。李世民服用此药后，果然见效，龙颜大展，当场赐封张宝藏五品官。

《酉阳杂俎》云："摩伽陀国呼为荜拨梨，拂林国呼为阿梨诃陀。"明确说明荜茇在印度、东罗马帝国均有（拂林国，指中国古史籍中对东罗马帝国的称谓）。后《本草纲目》《本草易读》等均阐明荜茇产自我国岭南。古代岭南是指南方五岭之南的地区，说明荜茇流传入我国后有本土种植。《证类本草》载："图经曰，荜茇，出波斯国，今岭南有之，多生竹林内。正月发苗作丛，高三四尺，其茎如箸，叶青圆，阔二三寸如桑，面光而厚。三月开花白色在表。七月结子如小指大，长二寸以来，青黑色，类椹子。"宋至明清本草均记载荜茇采收时间为9月，而现代与明清时期均一致，为9～10月，在果实由黄变黑时可以摘下，晒干用。

荜茇 *Piper longum* L. 为胡椒科胡椒属多年生攀援藤本，果穗入药。按照《中国药典》记载，荜茇味辛，性热，归胃、大肠经，具有温中散寒、下气止痛的功效。

胡荽

胡荽始载于《食疗本草》，"利五脏，补筋脉，主消谷能食"。胡荽又名芫荽、香菜，原产于中亚和南欧，或中东和地中海一带。据唐代《博物志》记载，西汉张骞从西域引进，初名为胡荽。南北朝后赵皇帝石勒认为自己是胡人，胡荽听起来不顺耳，下令改名为原荽，后来演变为芫荽。

其后的本草著作如《本草拾遗》《嘉祐本草》《本草纲目》《本草经疏》等对胡荽植物的形态、产地、功效、临床应用等方面都有详细记载。《本草纲目》载："胡荽处处种之。八月下种，晦日尤良。初生柔茎圆叶，叶有花歧，根软而白。冬春采之，香美可食，亦可作菹。道家五荤之一。立夏后开细花成簇，如芹菜花，淡紫色。五月收子，子如大麻子，亦辛香。按贾思勰《齐民要术》云'六七月布种者，可竟冬食。春月按子沃水生芽种者，小小供食而已'。"王祯农书云："胡荽于蔬菜中，子、叶皆可用，生、熟俱可食，甚有益于世者。宜肥地种之。"

芫荽 *Coriandrum sativum* L. 为伞形科芫荽属一年或两年生草本，全草入药。按照《中华本草》记载，胡荽味辛，性温，归肺、脾经，具有发表透疹、消食开胃、止痛解毒的功效。

肉豆蔻

肉豆蔻始载于《药性论》，言其"能主小儿吐逆不下乳，腹痛；治宿食不消，痰饮"。后世本草著作如《海药本草》《证类本草》《太平惠民和剂局方》《本草蒙筌》《汤液本草》等对肉豆蔻的植物形态、产地、炮制、功效、临床应用等方面都有详细记载。《本草拾遗》云"大舶来既有，中国无"，说明肉豆蔻为舶来之品。《海药本草》引述《广志》云"生秦国（古罗马）及昆仑"。《广志》成书于晋时，多记载南方地区的风土特产，推测至少晋时肉豆蔻便已传入中国，但相关记载较少。至五代时，肉豆蔻还仅限于当时社会最高层所有。

肉豆蔻入药历史悠久。《嘉祐本草》引述其功效："肉豆蔻，君，味苦、辛。能主小儿吐逆，不下乳，腹痛，治宿食不消，痰饮。"《开宝本草》载肉豆蔻："其形圆小，皮紫紧薄，中肉辛辣。生胡国，胡名迦拘勒。"《本草图经》曰："肉豆蔻，出胡国，今唯岭南（广西、广东）人家种之。春生苗，花实似豆蔻而圆小，皮紫紧薄，中肉辛辣，六月、七月采……衍义曰：肉豆蔻，对草豆蔻言之。去壳，只用肉，肉油色者佳。"历代所用肉豆蔻与现今所用肉豆蔻药材性状相似，可以推断两者应为一物，但古时本草记载中对肉豆蔻基原植物形态描写不够详尽。现今肉豆蔻的药用来源一直很稳定，均为肉豆蔻科植物肉豆蔻的干燥种仁。

肉豆蔻 *Myristica fragrans* Houtt. 为肉豆蔻科肉豆蔻属小乔木，种仁入药（彩图3-19）。按照《中国药典》记载，肉豆蔻味辛，性温，归脾、胃、大肠经，具有温中行气、涩肠止泻的功效。

丁　香

丁香始载于《雷公炮炙论》，曰："凡使，有雄、雌。雄颗小，雌颗大，似枣核。方中多使雌，力大；膏煎中用雄。若欲使雄，须去丁，盖乳子发人背痈也。"后世本草著作如《药性论》《证类本草》《图经本草》《本草品汇精要》《本草纲目》《本草蒙筌》《本草原始》等对丁香的植物形态、药用部位、产地、炮制、功效、临床应用等方面都有详细记载。相传，唐代著名的宫廷诗人宋之问在武则天掌权时曾充任文学侍从，他自恃仪表不凡，又满腹诗文，理应受到重用。可事与愿违，武则天一直对他避而远之。他百思不得其解，于是写了一首诗呈给武则天以期得到重视，谁知武则天读后对一近臣说："宋卿哪方面都不错，就是不知道自己有口臭的毛病。"宋闻之羞愧无比，从此之后，人们就经常看见他口含丁香以解其臭。由此，有人趣称丁香为"古代的口香糖"。

丁香在宋代前的基原不明确，有关丁香记载多为药材形态记载，关于基原植物的形态描述较少，而且有些形态特征与现今植物丁子香不一致。"公丁香""母丁香""鸡舌香"之间关系界定也较为混乱。宋代以后，本草书籍中对丁香的基原植物和药材形态特征都有了详细的介绍，据此推断历代本草中所述丁香药材的基原植物应为丁子香，并且认为丁香树并无雌雄之分，乃古人将丁香花蕾称为"公丁香"或"雄丁香"，而将丁香果实称为"母丁香""雌丁香""鸡舌香"。由于历代丁香多为海外进口，故古代对丁香国外产地的描述较为笼统，称"南蕃""昆仑国""东海""交广"，中国丁香的主产地一直为广东省广州市。通过与近现代文献记载的丁香产地进行对比发现，古今丁香产地一致，为桑给巴尔、马达加斯加、斯里兰卡、坦桑尼亚、马来西亚、印度尼西亚等地。中国海南、广东、广西、云南等省区均有栽培。丁香的品质主要以其挥发油含量高低为评定标准，以个大、粗壮、色红棕、油性足、能沉于水、香气浓郁、无碎末者为佳。丁香通常在9月至次年3月间，当花蕾由绿转红、花瓣尚未开放时采收，采收后晒干即可。

丁香 *Eugenia caryophyllata* Thunb. 为桃金娘科蒲桃属常绿乔木，花蕾和果实入药。按照《中国药典》记载，丁香味辛，性温，归脾、胃、肺、肾经，花蕾入药为丁香，具有温中行气、涩肠止泻的功效；果实入药为母丁香，具有温中降逆、补肾助阳的功效。

郁　金

　　温郁金的块根入药为郁金，根茎入药为莪术。郁金始载于唐代《药性论》，言其"治女人宿血气心痛，冷气结聚，温醋摩服之"。"莪术"之名始见于明代《医学入门》，后世本草如《本草易读》《本草求真》《本草乘雅半偈》《本草备要》等对莪术的原植物形态、产地、炮制、功效、临床应用等方面都有详细记载。历代所用莪术、郁金、姜黄、片姜黄4种药材的基原同属姜黄属植物，药材来源屡有变迁。由于这4味药材功效相近，基原有交叉和变迁，药材名与植物名又有所重叠，关系错综复杂。初唐之前诸多文献中提及的郁草、郁金香草、郁金等因无形态特征描述，其原植物也难考证，其中可能包含了姜黄属植物，也可能包含了百合科郁金香属植物，或也包含有前文所述的西红花。《本草从新》载郁金"能开肺金之郁，故名郁金"。《新修本草》明确记载了郁金原植物为姜黄属植物，早期被用作兽药，曰其"苗似姜黄，花白质红，末秋出茎，心无实，根黄赤，取四畔子根，去皮火干之。生蜀地及西戎，马药用之。破血而补。胡人谓之马蒁。岭南者有实似小豆蔻，不堪啖"。根据描述可明显看出该时期郁金的原植物为姜黄，唯其具有此特点。五代至元代中仅《本草图经》对郁金的记载有过增补。宋代对姜黄、郁金、莪术3味药材的原植物描述得很详尽，加之当时植物分类亦不甚发达，尚未对原植物进行细致的区分。明清本草多从药材性状及产地来分辨姜黄和郁金，明代早期基本延续前朝郁金的来源为姜黄的根茎。明代后期郁金开始出现药用部位的变化，明代晚期郁金已不单用姜黄，而增加了同属其他植物，而且药用部位也变成了块根。郁金向来以川产者为佳，在供求不足的情况下于蜀地扩大药源。明末至清以后，植物姜黄的根茎由前朝入药为郁金转为了姜黄，而郁金的来源则成了该属多种植物的块根。药材郁金于明末以前的本草中记载为圆如蝉肚，亦有横节，但明代晚期开始以"根如螳螂者为真"，据此推测药用部位从根茎转为块根，延续至今。

　　温郁金 *Curcuma wenyujin* Y. H. Chen et C. Ling 为姜科植物姜黄属多年生草本，根茎和块根入药。据《中国药典》记载，块根入药为郁金，味辛、苦，性寒，归肝、心、肺经，具有活血止痛、行气解郁、清心凉血、利胆退黄的功效；根茎入药为莪术，味辛、苦，性温，归肝、脾经，具有行气破血、消积止痛的功效。

【思考题】

　　1. 试举例说明，有哪些古诗词中提到了本草用药历史及功效。

　　2. 纵观本草用药历史，许多药材是在人们长期使用过程中逐渐发现其新的功效的。请选取一种药材，简要描述以上过程及其原因。

第四章　本草的民俗文化 ▷▷▷▷

　　民俗文化，又称为传统文化，是民间民众的风俗生活文化的统称。中国传统文化是中华民族数千年来智慧和文明的结晶，是中华儿女的生存之根、立世之魄、传承之本。其中，我国历代劳动人民创造和传承的传统节日及民俗语言集中体现了我国传统文化的核心价值，是传统文化的重要组成部分。中国传统节日赋予本草植物特殊寓意，两者交互融合，息息相关。

第一节　传统节日

水　仙

　　春节为一年之始，万象更新，主要活动是在除夕夜吃年夜饭、祭祀和守岁等。在这个特别的节日中，传统习俗中常在家中摆放植物花卉，增添一丝春意。

　　水仙始载于《本草纲目》"不可缺水，故名水仙"，列为中品。李时珍认为水仙的鳞茎有"治痈肿疮毒，虫咬，鱼骨哽"的功效。清代《本草再新》在此基础上增加了"排脓消肿，解热，去风，疗百虫咬伤"的功效，且认为此药有毒，不宜内服。《岭南采药录》认为水仙根可以"治一切毒痈疽，捣烂敷之，能散毒"。《四川中药志》记载水仙可以"治耳前后肿，颊肿"。

　　中国水仙的原种为唐代从意大利引进，是法国多花水仙的变种，在中国已有一千多年栽培历史，为中国十大传统名花之一，排名第十位。最早记载水仙传入中国的可靠文献是唐代段公路《北户录》中的一段记载："孙光宪续注曰，从事江陵日，寄住蕃客穆思密尝遗水仙花数本，摘之水器中，经年不萎。"

　　关于水仙名字的由来，南宋温革《琐碎录》云"其名水仙，不可缺水"。屈原"忠而见谤，流放日久，行吟泽畔，投水而死"，再加上屈原死后，楚人思慕，谓之"水仙"。水仙的古意又为"神仙"。唐代司马承顺在《天隐子·神解八》中曰："在人谓之人仙，在天曰天仙，在地曰地仙，在水曰水仙，能变通之曰神仙。"宋代王安石在《小姑》中写道："初学水仙骑赤鲤，竟寻山鬼从文狸。"此外，赵令畤在《侯鲭录》卷八中曰："冯夷，华阴，潼乡堤伯人也。服八石，得水仙，是为河伯。"而后，汉代袁康于《越绝书·德序外传记》中称伍子胥为水仙；晋代王嘉《拾遗记·洞庭山》中称屈原为水仙。因伍子胥死后被沉尸于江，屈原自投汨罗江而死，故后人传说水仙为"神仙"。水仙因在中国春节前后开放，民间认为其有新春吉祥如意的美好寓意，因此常用水仙表达迎春纳福的美好愿望。

水仙 *Narcissus tazetta subsp. chinensis* Roem. 为石蒜科水仙属多年生草本植物，鳞茎入药。根据《中华本草》记载，水仙味苦、辛，性寒，有小毒，归肝、肺经，具有清热解毒、散结消肿之功效。

柳

"清明时节雨纷纷"，清明节是传统的春祭大节，人们在这一天祭奠祖先、缅怀先人，同时也远足踏青、亲近自然、催护新生。

柳叶始载于《神农本草经》，列为中品。柳之根、皮、枝、叶均可入药，有祛痰明目、清热解毒、利尿防风的功效，外敷可治牙痛。《名医别录》认为柳还具有"疗心腹内血，止痛"的功效。《日华子本草》记载柳的功效为"治天行热病，疗疮，传尸骨蒸劳，汤火疮毒入腹热闷；并下水气；煎膏续筋骨，长肉止痛；牙痛煎含"。《本草纲目》新增了柳"疗白浊，解丹毒"的功效。《本草再新》补充道："柳头平肝，发（散）热，能托能升，败毒，发斑，治小儿瘰痘等症。"公元前 400 年左右，希波克拉底使用柳叶制作的茶来退烧，帮助产妇止痛。这正是柳树中的水杨苷成分，天然的"阿司匹林"。

古代对柳树的别称是：水柳，清明柳，烟柳等。柳树是中国的原生树种。据考证，在第三纪中新世纪的山旺森林里已有柳属。清明时节戴柳、插柳是我国的传统风俗，南方尤盛。此风俗一说是为纪念"割肉奉君"的介子推，另一说则是因柳能辟邪，北魏贾思勰《齐民要术》中云："取柳枝著户上，百鬼不入家。""柳"字与"留"字同音，是无数文人骚客吟诵的对象，尤其是在唐代诗歌文化中，更是经常用"柳"作为借物咏志的意象。雍裕之在《江边柳》中描写："袅袅古堤边，青青一树烟，若为丝不断，留取系郎船。"王之涣《送别》写道："杨柳东风树，青青夹御河，近来攀折苦，应为别离多。"在中国古代传统的丧葬文化习俗中，"柳"扮演了重要的角色。灵柩旁的帷帐及丧车车篷等丧具饰物，均与柳有关。《辞源》关于"柳"的解释"古代装饰棺车的帷盖。饰物在旁曰帷，在上曰荒，以及薪用木材等总名曰"柳"。《史记·季布传》中记载："乃髡（kūn）钳季布，衣褐衣，置广柳车中。"《礼记集解》中载"棺外之材，盖以柳木为之""愚谓饰棺，盖以柳木为骨"。

垂柳 *Salix babylonica* L 为杨柳科柳属落叶乔木或灌木，叶入药。根据《中华本草》记载，其味苦，性寒，归肺、肾、心经，具有清热解毒、利尿、平肝、止痛、透疹之功效。

茭 白

端午节是集拜神祭祖、祈福辟邪、欢庆娱乐和饮食为一体的民俗大节。传统民俗总是在这几天用芦苇、茭白等的叶子包粽子，门前插上艾叶、菖蒲。

粽子古称"角黍""筒粽"，由粽叶包裹糯米或添加辅料煮制而成。关于粽子叶，西晋周处《风土记》云："俗以菰叶裹黍米，以淳浓灰汁煮之，令烂熟，于五月五日及夏至啖之，一名粽，一名角黍。""菰"俗称茭白，汨罗一带称高笋。

茭白始载于《食疗本草》，言其"利五脏邪气，酒皶面赤，白癞，疬疡，目赤，热毒风气，卒心痛，可盐、醋煮食之"。《本草拾遗》记载"去烦热，止渴，除目黄，利大小便，止热痢，解酒毒"。历代医药古籍《日用本草》《本草汇言》等多有记载。地方药物志《河北中草药》记载茭白"清热，解毒，除烦，止渴，并有调经、通乳作用"。

茭白多年生水生草本植物，其叶修长，用菰叶包上黍米，成角状，再用淳浓灰汁煮之。在一些偏远的农村，一直延续到 20 世纪 50 年代初期仍在使用茭白叶包粽子，不过因为茭白叶窄而长且硬，较难变形，现在已不再使用。古代的茭白是一种谷类作物。植物学家考证，茭白因生长期太长，谷粒成熟期不一，且产量不高，粽子叶慢慢由芦叶替代。东汉文字学家许慎所著《说文解字》关于粽的注释"粽，芦叶裹米也"。茭白叶不仅作为药用，也是古往今来不可多得的一味美食，宋代许景迁在《茭白》中写道："翠叶森森剑有棱，柔条松甚比轻冰。江湖若借秋风便，好与莼鲈伴季鹰。"刘子翚在《园蔬十咏·茭白》中写道："秋风吹折碧，削玉如芳根。"乾隆皇帝在《题沈周写生二十四种·茭》中称"白野沼秋风起，菇茭可取尝。不输藜藿味，爱托水云乡"，盛赞了茭白的美味。

茭白 *Zizania latifolia*（Griseb.）Turcz. ex Stapf 为禾本科菰属多年生浅水草本植物，花茎经茭白黑粉刺激而形成的纺锤形肥大的菌瘿入药。按照《中华本草》记载，茭白味甘，性寒，归肝、脾、肺经，具有解热毒、除烦渴、利二便的功效。

<h1 style="text-align:center">艾</h1>

古人以农历五月为毒月、恶月，从端午这天算起，有九天称为毒日。在九毒日里容易伤身损气耗精元。从古至今，每逢端午节，民间"以艾为虎，以蒲为剑"，将艾草和菖蒲用红绳捆成束，悬挂门上，不让邪虫恶歹入户。端午挂艾的历史可追溯至南北朝时期，已有在门口挂艾人禳毒的风俗。在宋代，端午挂天师符，且以艾草、大蒜诸物缚成骑虎天师像，用以驱邪辟毒。宋代无名氏在《阮郎归·门儿高挂艾人儿》中写道："门儿高挂艾人儿。鹅儿粉扑儿。结儿缀着小符儿。蛇儿百索儿。纱帕子，玉环儿。孩儿画扇儿。奴儿自是豆娘儿。今朝正及时。"

艾叶始载于《名医别录》"主灸百病，可作煎，止下痢，吐血，下部疮，妇人漏血，利阴生肌肉，辟风寒，使人有子"，列为中品。艾又名艾蒿、灸草、蕲艾、家艾、五月艾。历代本草典籍《药性论》《新修本草》《食疗本草》《日华子本草》《本草纲目》《本草从新》等都对艾叶的药性作了详细的论述，言其"温中，逐冷，除湿""调经开郁，理气行血，治产后惊风，小儿脐疮"等。

艾灸是一种古老的中医针灸疗法，起源于西周之前。用艾叶或艾绒制成，产生的艾热刺激体表穴位或特定部位，激发经气的活动来调整人体紊乱的生理生化功能，从而达到防病治病的目的。文圣孔孟对艾草的价值进行了肯定和赞颂，孔子说"无病自灸"，孟子说"犹七年之疾，求三年之艾"，庄子说"越人熏之以艾"。医圣张仲景在《伤寒杂病论》中用艾草预防疾病、治疗疾病的记载有 20 余处。唐代诗人韩愈赋诗曰："灸师施艾炷，酷若烈火围。"《宋史·太祖记》记载宋太祖赵匡胤曾亲自为弟赵光义灸足三里。宋代文学家、诗人欧阳修写《灼艾帖》，记载其儿子用艾灸治疗寒疾。

艾 *Artemisia argyi* Lévl. et Vant. 为菊科蒿属多年生草本或半灌木状植物，全草入药（彩图 4-1）。按照《中国药典》记载，其味辛、苦，性温，有小毒，归肝、脾、肾经，具温经止血、散寒止痛之功效。

菖　蒲

菖蒲始载于《神农本草经》，言其"主风寒湿痹，咳逆上气，开心孔，补五脏，通九窍，明耳目，出音声"，列为上品。近水的地方被古人称"浦"，浦上生长的草叫"蒲"。李时珍说："菖蒲，乃蒲类之昌盛者，故曰菖蒲。"

菖蒲作为一味开窍药，用药历史悠久。历代本草典籍《名医别录》《药性论》《滇南本草》《日华子本草》《本草从新》都对其药性作了详细的论述。《本草纲目》写道菖蒲"治中恶卒死，客忤癫痫，下血崩中，安胎漏。散痈肿。捣汁服，解巴豆、大戟毒"，同时对不同品种菖蒲的生长环境、植物形态及药效加以区分。

菖蒲因其清新淡雅，与兰花、水仙、菊花并称为"花草四雅"。《诗经·陈风·泽陂》载"彼泽之陂，有蒲与荷"。同时，《楚辞》以香草喻人的文学传统中，菖蒲也被赋予了高洁的人格寓意。将"荪"称作具有君子气质的香草，指的就是水菖蒲。后人亦在端午节用菖蒲来纪念屈原，"角黍菖蒲酒，年年旧俗谙"。在我国南方，端午除了吃粽子、备"五黄"，还有"清明插柳、端午插菖蒲"的传统习俗。菖蒲被用于驱邪散毒的传统，可以追溯到战国时期文献《吕氏春秋》的叙述："冬至后五旬七日菖始生。菖，菖蒲，水草也。冬至后五十七日而挺生。菖者，百草之先生者也。于是始耕。"古人认为菖蒲的生长集中体现了一年中由荫蔽到阳发的起承转合，菖蒲叶片形态有脊似剑，被视为斩旧迎新、祛邪辟晦的象征。

石菖蒲 *Acorus tatarinowii* Schott 为天南星科菖蒲属草本植物，根茎入药。按照《中国药典》记载，石菖蒲味辛、苦，性温，归心、胃经，具开窍豁痰、醒神益智、化湿开胃之功效。

凤仙花

每年农历七月初七这一天是我国的传统节日七巧（乞巧、七夕）节，女孩向织女祈求智慧和巧艺。又因为牛郎织女的爱情故事，也会求赐美满姻缘。其中染指甲就是流传在中国西南一带的七夕习俗。

凤仙花始载于《救荒本草》。古称金凤花，因"花形宛如飞凤，头翅尾足俱全"而得名。《本草纲目》载"其花头翅尾足，俱翘翘然如凤状，故以名之"。凤仙花别名指甲花或指甲草，《广群芳谱》云："凤仙一名海纳，一名旱珍珠，一名小桃红，一名染指甲草，人家多种之。"凤仙花以花蕾入药，主要有祛风、活血、消肿、止痛的功效。历代医药典籍均有记载凤仙花的功效，《滇南本草》写道凤仙花"治小儿脓耳"，《本草纲目》补充道凤仙花可以"活血消积，治蛇伤，腰胁引痛"，《本草求原》提出凤仙花"治偏废"，《天宝本草》记载凤仙花可以"治鼻血不止"。

凤仙花的花名和花型都让人联想起传说中的百鸟之王——凤凰。明代诗人瞿佑在《凤仙》一诗中云"高台不见凤凰飞，招得仙魂慰所思"以凤仙花喻指凤凰仙魂。唐代诗人吴仁璧在《凤仙花》中称赞道："香红嫩绿正开时，冷蝶饥蜂两不知。此际最宜何处看，朝阳初上碧梧枝。"诗人亦把凤仙花当作凤凰的化身，由此可见文人对凤仙花的喜爱和凤仙花在我国花卉文化史上的地位。近代的诗人也是对凤仙花情有独钟的，毛泽东在《五古·咏指甲花》中说："百花皆竞春，指甲独静眠。春季叶始生，炎夏花正鲜。叶小枝又弱，种类多且妍。万草披日出，惟婢傲火无。渊明爱逸菊，敦颐好青莲。我独爱指甲，取其志更坚。"七巧节用凤仙花染指甲的习俗，在四川绵阳《盐亭县志》中有记载："七月七日为乞巧节，童稚以凤仙花染指甲。"清代朱象贤在《闻见偶录》中亦云："七夕，妇女采凤仙花捣染指甲，红如琥珀可爱。"

凤仙花 *Impatiens balsamina* L. 为凤仙花科凤仙花属的一年生草本植物，花蕾入药。根据《中华本草》记载，其味甘、微苦，性温，归肾经，具祛风、活血、消肿、止痛之功效。

玫　瑰

玫瑰药用始载于《食物本草》，历代本草如《本草纲目拾遗》《本草正义》《本草再新》等亦有所收载。《本草纲目拾遗》对玫瑰的种类和药用功效加以区分，记载玫瑰"有紫、白两种，紫者入血分，白者入气分。茎有刺，叶如月季而多锯齿，高者三四尺，其花色紫，入药用花瓣，勿见火"。玫瑰栽培的历史可以追溯到 2000 多年前的汉代。据《西京杂记》记载，汉武帝的乐游苑中就栽有玫瑰。唐代有翠屏山僧人在玫瑰之乡平阴种植玫瑰的传说。

《说文解字》曰："玫，石之美者，瑰，珠圆好者。"司马相如的《子虚赋》也有"其石则赤玉玫瑰"的说法。在中国古代文学作品中，文人雅士则偏爱于把玫瑰当作美玉写进诗篇。《诗经·渭阳》曰："何以赠之？琼瑰玉佩。"这里"瑰"就是指美石。玫瑰在我国明代已被广泛种植，《食物本草》载"（玫瑰）处处有之，江南尤多"。《群芳谱》曰"娇艳芳馥，有香有色，堪入茶入酒入蜜"。此外，《甘肃通志》《续修平阴县志》《平阴竹枝词》等史料中都有种植玫瑰饼用玫瑰花酿酒制酱的记述。宋代诗人杨万里《红玫瑰》一诗曰："非关月季姓名同，不与蔷薇谱牒通。接叶连枝千万绿，一花两色浅深红。"由此可见，古代的玫瑰文化其特点集中体现在医药、饮食文化当中，但在文学艺术领域未形成文化象征意蕴和精神价值。

鸦片战争以后，中国社会发生了变化，风俗习惯也因受到猛烈冲击而相应地发生了变化。象征爱情的玫瑰花开始绽放在中国现代文学的土壤中，玫瑰在诗歌、小说、话剧等不同的文学形式中大量涌现。随后，玫瑰又被赋予了文化交流和情感沟通的媒介，作为一种符号与中西方文化融合中的"情人节"等西方现代节日产生了密切联系。

玫瑰花 *Rosa rugosa* Thunb. 为蔷薇科蔷薇属多种植物，花蕾入药。根据《中国药典》记载，玫瑰花性甘、微苦，性温，归肝、脾经，具行气解郁、和血、止痛的功效。

石　榴

中秋节的核心文化内涵是团圆庆贺，有祭月、赏月、吃月饼、玩花灯、赏桂花、饮桂花酒、吃石榴等习俗。

石榴别名安石榴、若榴、海榴、榭榴、丹若、天浆、金庞、金罂、西榴等。西晋时期陆机所著《与弟云书》中首次提到石榴树，后被贾思勰《齐民要术》收载。经考证石榴原产于伊朗、阿富汗等中亚地区。据张华《博物志》中记载："汉张骞出使西域，得涂林安石榴种以归，故名安石国榴。"安石榴应该是根据石榴引种地而起的名称，安石国中的安国指今日的布哈拉，石国指今日的塔什干。《名医别录》《图经本草》中亦有石榴的记载，称其为金罂。

李时珍《本草纲目》中为石榴释名，"榴者，瘤也，丹实垂垂如赘瘤也"。晋代渊岳《安石榴赋》云"榴者，天下之奇树，九州之名果""华实并丽，滋味亦殊。商秋受气，收华敛实，千房同蒂，千子如一"。关于石榴的药用，《本草经集注》言其"味酸、甘，损人，不可多食。其酸实壳；主治下痢，止漏精。其东行根；主治蛔虫、寸白。石榴以花赤可爱，故人多植之，尤为外国所重。入药唯根、壳而已，其味有甜、酢，药家用酢者。其子为服食者所忌也"。石榴还是中秋佳节的应节果品，因其色彩鲜艳，籽多饱满，被赋予长寿、团圆和吉祥的寓意。清代《北京风俗志》载："搭盖芦棚，内设高案盒筐，满置鲜品、瓜蔬，如桃、榴、梨、枣、葡萄、苹果之类，晚间灯下一望，红绿相间，香气袭人。"

石榴 *Punica granatum* L. 为石榴科石榴属落叶灌木或小乔木（彩图 4-2）。石榴的果实、种子、果皮、根皮、花、叶均可入药，根据《中国药典》记载，石榴皮味酸、涩、性温，归大肠经，有涩肠止泻、止血、驱虫之效。

吴茱萸

重阳节，取九九重阳之意。主要活动为登高、赏菊、佩戴茱萸、饮酒等，颇受老年人喜爱，所以也叫"老年节"。世有重阳，乃因"九"在易经中为阳数，两阳相重，故称"重阳"，亦称"重九"。

古代本草著作中，称茱萸者不止一种，如吴茱萸、食茱萸、山茱萸。吴茱萸这个名称首载于《神农本草经》，列为中品。在《名医别录》中，提到食茱萸的名称，并说功用全同于吴茱萸。陶弘景在《本草经集注》吴茱萸条下曰"此即食茱萸也"。而《新修本草》中第一次将食茱萸单独列条，记载"味辛苦，大热，无毒，功用与吴茱萸同，少为劣耳，疗水气，用之乃佳。皮薄开口者是，虽名为食而不堪噉"，指出吴茱萸和食茱萸功效相似。《中国药学大辞典》记载："吴茱萸南北皆有。入药以吴地者佳，故名。"现吴茱萸产自我国秦岭以南各地，但海南未见有自然分布，产地在贵州、湖北、湖南、江西、广西、浙江、安徽、云南、福建等省，其中贵州、江西、浙江有大面积栽培。

吴茱萸是古老的传统中药植物，其果早于西汉时已作药用。长沙市马王堆汉墓出土之《五十二病方》中记载"用吴茱萸治瘙病一起，治疽病二起（三者均与椒合用）"。按原文所治之病症，所用之药与当今吴茱萸为同一物种。《本草纲目》中记载："吴茱萸，开郁化滞，治吞酸，厥阴痰涎头痛，阴委腹痛，疝气，血痢，喉舌口疮。"

古人认为物极必反、阳消阴长，农历九月九日正是季节变换之时，百花多数残败，树叶开始飘零，故需要佩戴一些芳香辟秽之品来抑制不正之气。关于古人佩戴茱萸的记载可追溯至晋代，葛洪《西京杂记》记载："汉武帝宫人贾佩兰，九月九日佩茱萸、食蓬饵、饮菊花酒，云令人长寿。相传自古、莫知此由。"晋周《风土记》云："俗尚九月九日谓上九。茱萸气烈，熟色赤，可折其房以插头，云辟恶气而御初寒。"南朝吴均在《续齐谐记·九日登高》中也有重阳节佩戴茱萸以辟不正之气的记载。随后，唐代王维、朱放、杨衡，宋代陆游、周必大等诗人在所著诗词中均提及重阳节佩戴茱萸的习俗。后人对王维家乡及相关信息考证后，认为《九月九日忆山东兄弟》"遍插茱萸少一人"中的茱萸即为吴茱萸。

吴茱萸为芸香科植物吴茱萸 *Euodia rutaecarpa*（Juss.）Benth.、石虎 *Euodia rutaecarpa*（Juss.）Benth. var. officinalis（Dode）Huang 或疏毛吴茱萸 *Euodia rutaecarpa*（Juss.）Benth. var. bodinieri(Dode)Huang 的干燥近成熟果实。按照《中国药典》记载，吴茱萸味辛、苦，性热，有小毒，归肝、脾、胃、肾经，具有散寒止痛、降逆止呕、助阳止泻功效。

山茱萸

山茱萸始载于《神农本草经》，言其"味酸平，治心下邪气寒热，温中，逐寒湿痹，去三虫，久服轻身"，列为中品。山茱萸在浙江、河南、陕西、四川等地均有分布和栽培，习惯以除去种子的成熟果实入药，别名蜀枣、萸肉、酸枣皮等。

《本草经集注》载："山茱萸出近道诸山中大树。子初熟未干，赤色，如胡子，亦可噉。"《救荒本草》云："实枣儿树，本草名山茱萸。"南北朝《雷公炮炙论》首先记载山茱萸"去核，缓火熬"的炮制方法，提出"使山茱萸须去内核，核能滑精"之说。至宋代，又在沿用去核方法基础上提出了用不同辅料炮制山茱萸，到元明时期对炮制方法进一步系统整理，使其更加成熟。《瑞竹堂经验方》载"汤浸去核""水洗去核"，元代《活幼心书》载"酒浸润，蒸透去核取皮为用"。清代在明代的基础上提出了新的炮制方法，如《本草述》增加了"炒盐""雄羊油炙"，《良朋汇集》提出"酒洗"，《吴鞠通医案》又提出了"酒炒""炒炭"。重阳节插茱萸、赏菊饮酒，登高团聚，是中华民族的传统敬老节日，风俗各地不一，所插茱萸多为就近取材，既有用山茱萸也有用吴茱萸的。

山茱萸 *Cornus officinalis* Sieb. et Zucc. 为山茱萸科植物山茱萸属落叶乔木或灌木，果实入药（彩图 4-3）。按照《中国药典》记载，山茱萸味酸、涩，性微温，归肝、肾经，具有补益肝肾、收涩固脱功效。

第二节　本草与成语

中医药文化是中国传统文化的瑰宝，千百年来，维系着中国人民的健康。成语同样是中华文明的精华，短短几个字可以把复杂的意思表达得生动准确。数千年来，人们以本草所处的生活环境、植物形态、植物气味、用途等来抒怀咏志，从而形成了大量脍炙人口的"本草成语"。其中有如今仍琅琅上口者，如披荆斩棘、椿萱并茂、如胶似漆，也有不常用到的艰涩成语，如蓼莪之哀。这些与本草息息相关的成语不仅呈现了中华语言博大精深的文化魅力，也传承了中医药传统文化的内涵。

黄柏（黄蘗）

饮冰茹蘗

语出清代纪昀的《阅微草堂笔记·槐西杂志三》，曰："节妇非素有定志，必不能饮冰茹蘗数十年。""茹"，吃。"蘗"，"蘗"的俗写，指黄蘗，味苦。"饮冰茹蘗"指喝冷水，吃苦味的东西，意思为生活清苦，为人清白。

黄蘗，即黄蘗，在唐宋时期被称为"蘗木"。"蘗木"的历史可追溯至《神农本草经》，言其"主五藏，肠胃中结热。黄疸，肠痔，止泄利，女子漏下赤白，阴阳蚀创。一名檀桓"，列为中品。《名医别录》又补出"疗惊气在皮间，肌肤热亦器起，目热赤痛，口疮"，说明黄蘗为清脏腑湿热之药。《本草纲目》中记载："黄蘗……俗作黄柏者，省写之谬也。"现今《中药大辞典》《中国药典》等著作中均以"黄柏"为名收载。黄柏作为临床常用中药，现今市场上有"川黄柏"和"关黄柏"两个不同基原的品种。川黄柏来源于黄皮树的干燥树皮，关黄柏来源于黄蘗的干燥树皮，市场以川黄柏为主流。古代本草所记载的"蘗木""黄蘗"及"黄柏"主要来源于植物黄皮树（现今川黄柏）。关黄柏为后起之药材，历代本草无记载。《增订伪药条辨》载："湖南及关东出者，为关柏，块片甚大而薄，色淡黄者，次。"1963 年版《中国药典》将"关黄柏"置于"黄柏"项下。《中国药典》自 2005 年版始，将"黄柏"与"关黄柏"分别独立收载。

黄蘗在古代常用来表示味苦。唐代诗人白居易在《三年为刺史》感慨道"三年为刺史，饮冰复食蘗"，形容生活清苦但为人清白。唐代诗人康骈在《李使君》中写道"及至冰餐，俱置一匙于口，各相良久，咸若啮蘗吞针"，形容食物难以下咽。

黄蘗 *Phellodendron amurense* Rupr. 为芸香科黄蘗属落叶乔木，树皮入药，名关黄柏。剥取树皮后，除去粗皮，晒干。按照《中国药典》记载，黄柏味苦，性寒，归肾、膀胱经，具有清热燥湿、泻火除蒸、解毒疗疮的功效。盐关黄柏具有滋阴降火的功效。

臭　椿

采荼薪樗

语出《诗经·豳风·七月》:"采荼薪樗,食我农夫。""荼",苦菜。"樗",臭椿。"采荼薪樗"指农夫采来苦菜又砍柴,描写农夫生活困苦,难以温饱。

椿皮始载于《新修本草》,原名"椿樗"。《滇南本草》称"臭椿皮"。古代药用香椿与臭椿不分,均列于"椿樗"项下(香者名椿,臭者名樗)。《本草纲目》曰:"椿皮色赤而香,樗皮色白而臭,多服微利人。盖椿皮入血分而性涩;樗皮入气分而性利。不可不辨……凡血分受病不足者,宜用椿皮,气分受病而郁者,宜用樗皮,此心得之微也。"这里指出二者在形态、气味与功效上有不同之处。现《中国药典》以臭椿作为椿皮的植物来源。《毛诗草木鸟兽虫鱼疏》中记载"采荼薪樗。疏:樗树及皮,皆似漆,青色耳。其叶臭。又蔽芾其樗。疏:山樗与田樗略无异,叶似差狭耳",指出樗的形态及树皮同漆树相类似,其叶子有特殊气味(臭)。《日华子本草》记载:"樗皮,温,无毒,止泻及肠风,能缩小便。"《雷公炮制药性解》记载:"樗白皮,味苦涩,性寒无毒,入心肝脾三经。主月经过度,带漏崩中,梦泄遗精,肠风痔漏,久痢脱肛。缩小便,除疮疥,祛鬼疰。杀传尸,解蛊毒,逐蛔虫。"

臭椿在古代本草中称"樗"或"恶木",认为樗为无用之材,常用于自谦之辞。"樗栎"典出《庄子·内篇·逍遥游》:"吾有大树,人谓之樗。其大本拥肿而不中绳墨,其小枝卷曲而不中规矩,立之涂,匠人不顾。今子之言大而无用,众所同去也。"《庄子·内篇·人间世》:"匠石之齐,至于曲辕,见栎社树。……散木也,以为舟则沉,以为棺椁则速腐,以为器则速毁,以为门户则液满,以为柱则蠹。是不材之木也,无所可用,故能若是之寿。""樗栎"分别指臭椿和橡树,另有成语樗栎庸材、樗栎之身,古人认为这两种树的质地都不好,不能成材,后常用为自谦之辞。

臭椿 *Ailanthus altissima*(Mill.)Swingle 为苦木科臭椿属落叶乔木,根皮入药为椿皮。根据《中华本草》记载,椿皮味苦、涩,性寒,归大肠、胃、肝经,具有清热燥湿、收涩止带、止泻、止血的功效。

香　椿

椿萱并茂

语出《庄子·逍遥游》:"上古有大椿者,以八千岁为春,八千岁为秋。"因大椿长寿,古人用以比喻父亲。《诗经·卫风·伯兮》言"焉得谖草,言树之背","谖"同"萱","萱草"为忘忧之草,古人用以比喻母亲,意思是椿树和萱草都茂盛,现比喻父母都健康。

香椿以药物进行收载始于《新修本草》。《本草纲目》中记载："香椿叶苦、温煮水洗疮疥风疽，嫩芽瀹食，消风去毒；白皮及根皮，苦、温、无毒。"《本草汇言》载："香椿杀蛔虫，解蛊毒，止疮痢之药也。陈氏方云，此药甘香，温涩而燥，苦甘香能骤发新邪谓发疮疥……故孟氏方治妇人血崩或产后血行不止，并平常月信来多及赤白带下取椿根煎汁服即止，则其性之止涩可知矣。"香椿不仅可入药，还是一种好的食材。据考证，香椿芽走上餐桌的时间始于唐代，在宋代被正式确认。北宋魏国公苏颂在其所著的《本草图经》中写道："椿木实，而叶香，可啖。"这是现存最早食用香椿芽的记载。北魏太武帝拓跋焘的后代元好问，就曾在自己的诗中写道："溪童相对采椿芽，指似阳坡说种瓜。想是近山菅马少，青林深处有人家。"这首《溪童》描写的就是暮春时节，一群小孩子在溪边的香椿树上采摘香椿芽的情景。明代徐光启所著的《农政全书》甚至还将香椿当作饥荒时期的救饥植物载入其中。

香椿树在历史中多为长寿的象征。《庄子·逍遥游》中写道："上古有大椿者，以八千岁为春，八千岁为秋。此大年也。"上古时代的大椿树，以人间八千年当作自己的一年，这就是长寿的象征。所以，古时常用带椿的词来形容福寿绵延，例如"千椿"形容的就是千岁，将已过耄耋之年的父亲称为"椿庭"，取长寿的美好祝福之意。而且椿芽生发极快，有欣欣向荣的感觉，古人也把香椿树当作吉祥树，种在庭前屋后，希望家宅兴旺。香椿嫩枝及叶是时令蔬菜，含香椿素等成分，可健脾开胃，增加食欲。

香椿 *Toona sinensis*（A. Juss.）Roem. 为楝科香椿属多年生木本植物，以根皮、叶、嫩枝及果实入药。根据《中华本草》记载，香椿具有祛风利湿、止血止痛的功效。香椿皮性凉、味苦、涩，具有除热、燥湿、涩肠、止血、杀虫的功效。嫩枝及叶性平，味苦，具有抗炎、解毒、杀虫的功效。果实性温，味辛、苦，具有祛风、散寒、止痛的功效。

萱　草

萱草忘忧

　　语出《诗经·卫风·伯兮》："焉得谖（同'萱'）草，言树之背？"毛传："谖草令人忘忧。背，北堂也。"古代北堂为主妇居室，也是母亲居室，因以代指母亲，在北堂阶前种植萱草，象征母爱，故可忘忧。"萱草忘忧"意思为萱草能让人忘记忧愁，排解忧愁。

　　萱草具有药用功效的记载可追溯于西晋《博物志》，其引《神农本草经》曰："中药养性，合欢蠲忿，萱草忘忧。"后《本草经集注》《新修本草》记载萱草不入药用。直至唐代《本草拾遗》才正式将萱草根作为药物收入本草。宋代《嘉祐本草》总结《本草拾遗》与《日华子本草》之言，对萱草根的功效进行了描述。明清医家多继承宋金元医家对萱草根功效的论述，对萱草根的认知更加清晰。从最初单一的"治沙淋，下水气，主酒疸，黄色通身者；小便赤涩，身体烦热"，发展为治疗"大热衄血、乳痈、心痛、破脑伤风、大便后血、食丹药毒、沙淋如粉、鼻衄、大热鼻红、小肠气、带浊等"。现代中药学对既往萱草根清热利湿、凉血止血、解毒消肿的功效进行概述，舍弃了"治心痛""治破脑伤风""治小肠气"等功效。

萱草是伴随着华夏文明一路成长的植物，长久以来，萱草被人们赋予各种意义，寄托着人们的美好心愿。萱草的文化意蕴之一——忘忧。《诗经·卫风·伯兮》："焉得谖草，言树之背。愿言思伯，使我心痗。"文中的"谖草"就是指萱草，这大概是人们关于萱草忘忧之意的原初印象。萱草在经典古籍、诗词歌赋中借用的很多，李白、白居易、温庭筠、朱熹、曹雪芹皆曾以萱草表达忘忧。萱草的文化意蕴之二——宜男。《宜男花颂》曰："草号宜男，既晔且贞。其贞伊何？惟乾之嘉。其晔伊何？绿叶丹花。"古人认为佩戴萱草就会生男孩，南朝梁元帝有诗曰："可爱宜男草，垂采映倡家，何时如此叶，结实复含花。"萱草的文化意蕴之三——孝亲。古人用萱草指代母亲。《诗经疏》言"北堂幽暗，可以种萱"。北堂代表母亲，古时游子远行，先于北堂植萱，因谖草令人忘忧。嵇康《养生论》："合欢蠲忿，萱草忘忧，愚智所共知也。"

萱草 *Hemerocallis fulva*（L.）L. 为百合科萱草属植物，其根入药（彩图 4-4）。根据《全国中草药汇编》记载，萱草性凉、味甘，具有清热利尿、凉血止血的功效。

构树（楮实子）

莫辨楮叶

语出《列子》："宋人有为其君以玉为楮叶者，三年而成。锋杀茎柯，毫芒繁泽，乱之楮叶中而不可别也，此人遂以巧食宋国。"意思是不能分辨楮叶的真假，比喻模仿逼真或以假乱真。

构树原名楮，亦名榖，现代文献一般认为始载于《名医别录》，言其"主阴痿、水肿、益气、充肌肤、明目"，列为上品。楮实子为其果实，始载于《素问病机气宜保命集》"楮实子丸，治水气，洁净府"。实际上有关楮树的内容，在《神农本草经》以前的一些书中就有零星的记载，如《山海经·西山经》："鸟危之山其阳多磐石，其阴多檀楮。"楮，即构木。构树应用广泛，其纤维可制纸，果、花及嫩叶可食用，《本草纲目》《图经本草》《花镜》《植物名实图考》等对此均有记载。李时珍云"半熟时水澡去子，蜜煎作果食"。《花镜》云"结实红如杨梅，但无核而不堪食，子亦可佐食"。除嫩叶食用外，叶还可用于食疗，如《药性论》云"叶干炒末，搜面作博任食，主水痢"。

在中国传统文化语境里，构树并不受推崇。如《诗经·小雅·和鸣》曰："乐彼之园，爰有树檀，其下维榖。它山之石，可以攻玉。"其中檀指檀树，高大枝叶茂盛，榖指构树，树干又矮又细，意思为檀树是君王应当任用的贤人，而构树这类"恶木"，则为应远离的宵小。据考证，8000 年前，我们的祖先就开始用它的树皮做衣服；三国时期，开始有采摘构树的花、叶及果实充饥的记载；《齐民要术》记载构树长三年就能剥皮制纸，被统称为"楮纸"；北宋时期，由楮纸制作的交子是世界上出现最早的纸币。

构树 *Broussonetia papyrifera*（L.）Vent. 为桑科构属高大乔木或灌木状植物，其果实入药，名楮实子。按照《中国药典》记载，楮实子味甘、性寒，归肝、肾经，具有补肾清肝、明目、利尿功效。

漆树（干漆）

如胶似漆

　　语出明代施耐庵《水浒传》："那张三和这婆惜，如胶似漆，夜去明来，街坊上的人也都知了。"如胶似漆是指像胶和漆一样紧紧粘着，形容极其亲密（过去多指夫妻感情深厚）。

　　漆树是我国主要经济树种，其树脂、叶、花、果和木材等部位各有用途。漆树分泌的树脂经加工后的干燥品入药为干漆。干漆最早载于《神农本草经》，"辛温，有小毒，入肝、脾、胃经"。《千金翼方》《本草纲目》等药物学专著中也有记载。《神农本草经疏》记载："干漆，能杀虫消散，逐肠胃一切有形之积滞，肠胃既清，则五脏自安，瘰缓癖结自调矣。"漆叶也可入药，华佗所传之古方"漆叶青勃散"首次将漆叶作为药材使用。后代的药用记录始载于宋代的《本草图经》，历代本草《陆川本草》《本草纲目》等均有记载。从漆树上割取的生漆不仅是优良的防腐、防锈材料，所谓"汁入土，千年不坏"，更有美化物品的作用，所以《资治通鉴·唐太宗贞观十七年》云："舜造漆器，谏者十余人，此何足谏？"似乎制作了精美的漆器就玩物丧志一般，漆器应用十分广泛，至今仍是民间工艺的重要组成部分。

　　《诗经》中漆的出现常与琴瑟相关，如《鄘风·定之方中》言"树之榛栗，椅桐梓漆，爰伐琴瑟"，《唐风·山有枢》载"山有漆，隰有栗"，《秦风·车辚》载"阪有漆，隰有栗"，记载琴瑟一定是要用漆糅涂的，起到保护和美观的作用，也寓意向往生活的美好安定。

　　漆树 *Toxicodendron vernicifluum*（Stokes）F. A. Barkl. 为漆树科漆树属落叶乔木。其树脂经加工后的干燥品入药为干漆。按照《中国药典》记载，干漆味辛，性温，有毒，归肝、脾经，有破瘀通经、消积杀虫的功效。

黄　荆

荆棘丛生

　　语出清代褚人获《隋唐演义》第五十一回："况荆棘丛生，狐兔为侣，宁不可叹。日后唐家天子，亦如此而已。""荆棘"指荆条蒺藜。"丛"译为聚集成堆。"荆棘丛生"是指荆蔓蒺藜成群地生长出来，比喻前进道路阻碍很大，困难极多。另有成语荆天棘地、披荆斩棘。

　　黄荆果实入药为黄荆子，最早见于《本草拾遗》，记载了黄荆子"消食下气"之功。

《草木便方》记载黄荆子"养肝，利窍，坚齿，聪耳明目，止带浊。疗风痹，颓疝"。《玉环志》中描述了黄荆的植物形态："山黄荆，叶似枫而有杈，结黑子如胡椒而尖，可屑粉煮食。"黄荆叶入药具有解表清热、利湿解毒之功。《救生苦海》载"治九窍出血，捣汁，酒和，服二合"。《本草求原》言其可"洗癣疥恶毒"。《岭南采药录》载"治小儿五疳。煎汤浴身，散热，消疮肿痛。和米炒淬水饮之，止吐泻"。黄荆枝、根皆可入药，《民间常用草药汇编》记载黄荆枝"解热发汗。同荆芥、胡椒煎水服治牙痛"，黄荆根"治头风，肢体诸风及顺气"。

黄荆生长于干燥向阳地，在我国分布广泛。诗经之《周南》《王风》《唐风》《秦风》及《大雅》中均有提及，"言刈其楚""不流束楚""绸缪束楚"中的"楚"均指黄荆，常作为柴薪使用。古时以黄荆的枝条供刑杖之用，《书经》云"朴作教刑"，其刑具以"夏楚"二木为之，"夏"就是"榎"，今称楸，"楚"就是黄荆。黄荆与楸树自古以来就被视为"刑罚"的象征，廉颇负荆请罪之"荆"就是黄荆。由于黄荆树随处可见，方便采摘，在古代，黄荆的枝条也常被长辈们用来教训不听话的孩子。三苏祠出了苏轼、苏辙两位大学士，黄荆也成为三苏的家规家训代表物件。在古代黄荆还象征着简朴而顽强，如在著名南戏剧本《荆钗记》中，黄荆寓意不因富贵贫贱而转移的爱情，以及对权贵、豪绅的反抗精神。

黄荆 *Vitex negundo* L. 为唇形科牡荆属小乔木或灌木状植物，其果实入药为黄荆子。根据《中华本草》记载，黄荆其味辛、苦，性温，归肺、胃、肝经，具有祛风解表、止咳平喘、理气消食止痛的功效。

牡丹（牡丹皮）

姚黄魏紫

语出宋代欧阳修《绿竹堂独饮》诗："姚黄魏紫开次第，不觉成恨俱零凋。""姚黄"是指千叶黄花牡丹。"魏紫"是指千叶肉红牡丹。"姚黄魏紫"原指宋代洛阳两种名贵的牡丹品种，后泛指名贵的花卉。

牡丹始载于《神农本草经》，言其"主治寒热，中风瘈疭，惊痫邪气，处瘕坚瘀血留舍肠胃，安五脏，疗痈疮。除时气头痛，客热五劳，劳气头腰痛，风噤癫疾"，列为中品。《本草纲目》载"牡丹以色丹者为上，虽结子而根上生苗，故谓之牡丹"。牡丹根皮入药为牡丹皮，其药用历史悠久，为凉血祛瘀之常用药。《名医别录》载"久服轻身益寿"。《吴普本草》曰"治冷气，散诸痛，好经脉不通，血沥腰痛"。《本草纲目》载："牡丹皮和血生血，凉血，治血中伏火，除烦热。"

牡丹一直以"国色朝酣酒，天香夜染衣"美誉而鲜艳绽放在骚客、画家笔下，因被寓意盛世之花深受国人青睐。《诗经·国风·溱洧》有云："溱与洧，方涣涣兮。士与女，方秉蕳兮。女曰观乎？士曰既且，且往观乎！洧之外，洵讦且乐。维士与女，伊其相谑，赠之以芍药。"《诗经》中描绘了青年男女在溱水和洧水岸边春游，相互谈笑并赠送芍药表达爱慕之情，这里所说的爱情信物芍药实为牡丹。从《诗经》算起，古人吟诵牡丹的历史，距今已有 2400 多年了。据不完全统计，观览历代，与牡丹相关的诗词就多达 400 余首。如唐代著名诗人白居易《买花》："帝城春欲暮，喧喧车马度。共道牡丹时，相随买花去。"刘禹锡《赏牡丹》："唯有牡丹真国色，花开时节动京城。"

牡丹 *Paeonia suffruticosa* Andr. 为毛茛科芍药属植物，其干燥根皮入药为牡丹皮（彩图 4-5）。牡丹皮味苦、辛，性微寒，归心、肝、肾经。按照《中国药典》记载，其具有清热凉血、活血化瘀的功效。

葛（葛根）

攀葛附藤

语出蔡东藩《前汉演义》第六十八回："安本意欲攀葛附藤，想靠王太后为护符，偏偏王太后告崩，无势可援。""攀"指抓着东西向上爬，"葛"为草质藤本植物，"附"指靠着。"攀葛附藤"比喻拉拢关系，趋附权势。

野葛始载于《神农本草经》，言其"主消渴、身大热、呕吐、诸痹、起阴气、解诸毒"，列为中品。宋代《图经本草》载"春生苗，引藤蔓，长一二丈，紫色。叶颇似楸叶而青，七月着花粉紫色，似豌豆花，根形大如手臂，紫黑色，五月五日午时采根，曝干，以入土深者为佳。今人多作粉食"，首次描述了葛根的植物形态。野葛根入药为葛根，其药用历史悠久，有解肌退热、生津止渴之功。陶弘景云"生者捣取汁饮之，解温病发热"。陈藏器云"生者堕胎，蒸食消酒毒"。《本草衍义》载："大治中热、酒、渴病，多食行小便，亦能使人利，病久及渴者，得之甚良。"《本草品汇精要》云"味甘，性平缓，气味俱轻，阳中之阴，止烦渴，解肌"。

《诗经》三百篇，言及葛者，不下于十二篇。其中，不仅言情者有之，植葛与用葛者，以葛寄情者，以葛言事者，无不有之。《诗经·王风·采葛》有言："彼采葛兮，一日不见，如三月兮！"汉唐诸家一致认定这是一首情诗，以采葛起兴，寄托不能及时会见意中人的失落和期盼。《诗经·周南·葛覃》有载："葛之覃兮，施于中谷，维叶萋萋。黄鸟于飞，集于灌木，其鸣喈喈。葛之覃兮，施于中谷，维叶莫莫。"这首诗按照时间顺序描绘了葛生长样态的季节性递进，还正面提及如何收割、加工葛，并将其织成精美的纺织品。《诗经·王风·葛藟》有言："绵绵葛藟，在河之浒……绵绵葛藟，在河之漘。终远兄弟，谓他人昆。谓他人昆，亦莫我闻。"全诗描写葛藤分枝而不能相互支持的生长样态，以此比喻亲族成员之间的疏远和陌生。

野葛 *Pueraria lobata*（Willd.）Ohwi 为豆科葛属多年生草质藤本植物，其根入药，名葛根（彩图 4-6）。按照《中国药典》记载，葛根味甘、辛，性凉，归脾、胃、肺经，具有解肌退热、生津止渴、透疹、升阳止泻、通经活络的功效。

菟丝子

兔丝燕麦

　　语出北齐魏收所著《魏书·列传第五十四·李崇传》："今国子虽有学官之名，而无教授之实，何异兔丝燕麦，南箕北斗哉？" 其意为菟丝不是丝，燕麦不是麦，比喻有名无实。

　　菟丝子，始载于《神农本草经》，言其 "主续绝伤，补不足，益气力，肥健……久服明目，轻身延年"，列为上品。《本草汇言》："菟丝子，补肾养肝，温脾助胃之药也。但补而不峻，温而不燥，故入肾经。虚可以补，实可以利，寒可以温，热可以凉，湿可以燥，燥可以润。"《食鉴本草》对菟丝子不吝赞美，谓其能 "益体添精，悦颜色，黑须发"。《本草图经》记载："久服令人光泽，老变为少。十日外，饮啖如汤沃雪也。"《本草纲目》言："菟丝子，精益髓，去腰疼膝冷，消渴热中。久服去面，悦颜色。养肌强阴，坚筋骨，主茎中寒，精自出，溺有馀沥，口苦燥渴，寒血为积。"

　　菟丝子在医家眼中，是济世救人的良药；在植物学家眼中，它是寄生草本，靠吸取被寄生的植物养分来生长；而在文人眼中，是爱情的象征。《古诗十九首》中有云："与君为新婚，菟丝附女萝。菟丝生有时，夫妇会有宜。" 该诗展现了新婚夫妇就好像是菟丝和女萝，缠绵如蜜一样甜腻的场景。《诗经·鄘风·桑中》："爰采唐矣？沬之乡矣。云谁之思？美孟姜矣。期我乎桑中，要我乎上宫，送我乎淇之上矣。" 其中的采 "唐"，采的就是菟丝子。

　　菟丝子 *Cuscuta chinensis* Lam. 或南方菟丝子 *Cuscuta australis* R.Br. 为旋花科菟丝子属一年生寄生草本植物，种子入药。根据《中国药典》记载，菟丝子味辛、甘，性平，归肝、肾、脾经，具有补益肝肾、固精缩尿、安胎、明目、止泻的功效，外用消风祛斑。

水　蓼

含蓼问疾

　　语出《三国志·蜀书·先主传》裴松之注引习凿齿文："观其所以结物情者，岂徒投醪抚寒，含蓼问疾而已哉？" 其意是不顾辛苦，慰问疾病，旧时比喻君主安抚军民，跟百姓同甘共苦。

　　水蓼始载于《新修本草》，曰："蓼类皆高扬，故字从翏，示高飞貌，生水泽中，叶大似马蓼，故名。" 水蓼果实入药为蓼实，始见于《神农本草经》，"味辛，温。主明目，温中，耐风寒，下水气，面目浮肿，痈疡"，列为中品。《药性论》言其 "归鼻，除肾气，兼能去疬疡"。《本经逢原》载 "治消渴去热，及瘰疬、癥瘕、腹胀，皆取其散热消积之功"。水蓼除了有药用价值外，古代民间常将其作为蔬菜食用。尽管扁鹊曾云"蓼，久食令人寒热，损骨髓，杀丈夫阴气，少精"，但是唐代以前"种蓼为蔬，收子入药"。自唐代开始，越来越多的本草著作中提及蓼的副作用，如《备急千金要方·食治方》："蓼食过多有毒，发心痛。和生鱼食之令人脱气，阴核疼痛求死。"张寿颐曰："蓼实，破瘀消积，力量甚峻，最易堕胎，妊妇必不可犯；亦有血气素虚，而月事涩少，非因于瘀滞者，亦不可误与。"

　　文人笔下，水蓼也各具风韵，其诗大抵可分两类，一类是借水蓼之景色以抒情，另一类则是书写水蓼的美味。唐人司空图诗有"河堤往往人相送，一曲晴川隔蓼花"，以水蓼来书写别离之情。冯延巳在《芳草渡》中曰："梧桐落，蓼花秋，烟初冷，雨才收，萧条风物正堪愁。"宋人王诜《行香子·蓼花》曰"金井先秋，梧叶飘黄。几回惊觉梦初长。雨微烟淡。疏雨池塘。渐蓼花明，菱花冷，藕花凉"，亦是以水蓼抒发离别之情。在辣椒未传入中国之前，水蓼也是一种能够代表辛辣之味的植物。《说文解字》就曾指出"蓼，辛菜"，古人所言的五辛，即为葱、蒜、韭、芥、蓼。唐代贾岛的《不欺》就曾写道"食鱼味在鲜，食蓼味在辛"。苏轼曾写过"雪沫乳花浮午盏，蓼茸蒿笋试春盘，人间有味是清欢"。宋人寇宗奭亦曰："蓼实即草部下品水蓼之子也。彼言水蓼是用茎，此言蓼实是用子也。春初以壶卢盛水浸湿，高挂火上，日夜使暖，遂生红芽，取为蔬，以备五辛盘。"在早春时节，当时的人们会将水蓼的种子用水浸湿之后，放在葫芦之中，将其挂在火炉之上，等水蓼的种子发出芽菜，再将其作为蔬菜来食用，整个过程类似于"发豆芽"的技术，让如今的我们也不得不啧啧称奇。在《诗经》中还有以水蓼比喻处境艰难的记载，如《诗经·周颂·小毖》曰："予其惩，而毖后患。莫予荓蜂，自求辛螫。肇允彼桃虫，拚飞维鸟。未堪家多难，予又集于蓼。"此为周成王自我规诫、自我诫勉的诗。"蓼"指枝叶辛辣的水蓼，比喻自己处于艰难的处境。

　　水蓼 *Polygonum hydropiper* L. 为蓼科蓼属一年生直立草本植物，全草入药（彩图 4-7）。根据《中华本草》记载，水蓼味辛，性平，具有化湿行滞、祛风消肿之功效。

大麻（火麻仁）

蓬生麻中

　　语出战国荀况《荀子·劝学》："蓬生麻中，不扶而直；白沙在涅，与之俱黑。"后世据此典故引申出成语"蓬生麻中"，指蓬草夹生在直挺的麻秆当中，不扶自直，比喻良好环境对人的积极影响。

　　大麻果实入药为火麻仁，以麻子之名始载于《神农本草经》，"补中益气，久服肥健不老，生川谷"，列为上品。《本草拾遗》载"早春种为春麻子，小而有毒，晚春种为秋麻子，入药佳"。宋代《图经本草》载"今处处有，皆田圃所莳，绩其皮以为布者。麻蕡，一名麻勃，麻上花勃勃者，七月七日采。麻子九月采，入土者不用"，描述了大麻开花时间、果实采收时间及做纤维的用途。火麻仁药用历史悠久。《名医别录》载"主中风汗出，逐水，利小便，破积血，复血脉，乳妇产后余疾"。《药性论》《新修本草》《食疗本草》《本草拾遗》等记载了其润燥、滑肠、通淋、活血的功效。《本草纲目》载"利女人经脉，调大肠下痢；涂诸疮癞，杀虫；取汁煮粥食，止呕逆"。

大麻在古代是供食用的。那时候人们觉得大麻的种子看上去像高粱粒一样，后来发现可以食用，成为"麻黍稷麦菽"五谷之一。早在比汉书更早的《史记·天官书》里曾经明确提出过五谷，也提到了麻。古代五谷中的麻实际上指的就是大麻的果实，即为火麻仁。《诗经·国风·王风》中也有与大麻相关的诗词："丘中有麻，彼留子嗟。彼留子嗟，将其来施施。"这里的麻指大麻，描写女子等待情人到来，表达了对情人的思念。诗虽然换了三个场景，麻中、麦地、李下，但等待盼望的心情一样，都是情人滞留未到。

大麻 Cannabis sativa L. 为桑科大麻属一年生直立草本植物，果实入药为火麻仁（彩图 4-8）。按照《中国药典》记载，火麻仁味甘，性平，归脾、胃、大肠经，具有润肠通便的功效。

葶苈子

蓼莪之哀

　　语出《诗·小雅·蓼莪》："蓼蓼者莪，匪莪伊蒿。哀哀父母，生我劬劳。"郑玄注："哀哀者，恨不得终养父母，报其生长己之苦。""蓼"指长大的样子。"莪"是蒿的一种，茎抱根而生，俗称播娘蒿。诗人看见了蒿和蔚，却错当成了莪，于是心有所动，以比喻的手法开始全诗。莪香美可食，并且环根丛生，既比喻成材，又比喻与父母相依、孝顺；而蒿和蔚，都是散生，蒿粗恶不可食用，蔚既不能食用又结子，比喻既不成才又不能尽孝。诗人有感于此，借以自责不成才又不能终养尽孝的愧疚与悔恨。"蓼莪之哀"借喻对已故父母的哀思和悼念。

葶苈子始载于《神农本草经》，言其"治癥瘕积聚，结气，饮食寒热，破坚逐邪，通利水道"，列为下品。其能"通利水道"，即取亭历之义，以功效而命名，称作葶苈子。《名医别录》载："葶苈生藁城平泽及田野，立夏后采实，阴干。"《本草经集注》《图经本草》《本草衍义》等对葶苈子的原植物形态进行了详细的描述，从历代本草来看，所载葶苈子的原植物不止一种，现《中国药典》以十字花科植物独行菜和播娘蒿为葶苈子的正品来源。

葶苈子药用历史悠久。《名医别录》记载"下膀胱水，腹留热气，皮间邪水上出，面目肿，身暴中风热痱痒，利小腹"。《药性论》记载"能利小便，抽肺气上喘息急，止嗽"。《开宝本草》记载"疗肺痈上气咳嗽，定喘促，除胸中痰饮"。《药性赋》记载："其用有四：除遍身之浮肿；逐膀胱之留热；定肺气之喘促；疗积饮之痰厥。"

播娘蒿生长在水边，叶子像针，开黄绿色的小花，抱根丛生，就像三五岁的小孩黏着父母的样子，所以历来被人称为"抱娘蒿"。从两千多年前的《诗经》起，就把它与父母、子女间的亲情联系在了一起。明代杰出的诗人和画家王西楼作过《野菜谱》，收野菜52种，其中就有抱娘蒿。其特意在"抱娘蒿"的后面写了这样一首儿歌："抱娘蒿，结根牢，解不散，如漆胶。君不见昨朝儿卖客船上，儿抱娘哭不肯放。"儿歌生动地描述了抱娘蒿抱根丛生的形态特征。李时珍在《本草纲目》中也说："茋抱根丛生，俗谓之抱娘蒿。"《中国植物志》将抱娘蒿定名为播娘蒿。

葶苈子为十字花科植物播娘蒿 *Descurainia sophia*（L.）Webb. ex Prantl. 或独行菜 *Lepidium apetalum* Willd. 的干燥成熟种子。前者习称"南葶苈子"，后者习称"北葶苈子"。按照《中国药典》记载，葶苈子味辛、苦，性大寒，归肺、膀胱经，具有泻肺平喘、行水消肿的功效。

地肤（地肤子）

蒸藜出妻

语出《孔子家语·卷九·七十二弟子解》，相传春秋时曾参非常孝顺，因妻子以未蒸熟的藜菜侍奉后母，遂休其妻，后比喻人子克尽孝道。

地肤始载于《神农本草经》，言其"主膀胱热，利小便，补中，益精气。久服，耳目聪明，轻身、耐老"，列为上品。《新修本草》中名地麦草。《本草纲目》载"地肤嫩苗，可作蔬茹，一科数十枝，攒簇团团直上……将老时可为帚，耐用"，介绍了地肤的形态和应用。《名医别录》言其"主去皮肤中热气，散恶疮疝瘕，强阴。久服使人润泽"。自神农氏至陶弘景，言地肤子补中、益精气，并强调久服可以耳目聪明、轻身、耐老。由此可知古人认为地肤子有补益之功，且流传甚广。张秉承《本草便读》解释："本经称其补中益精气，久服耳目聪明，轻身耐老等，亦邪去正安之意，非地肤有补性也。"《药性论》言"与阳起石同服，主丈夫阴痿不起，补气益力；治阴卵癀疾，去热风，可作汤沐浴"。《本草备要》载"益精强阴，除虚热，利小便而通淋"。

地肤名中"肤"字与其止痒之功效相对应，善治风疹、湿疹、皮肤瘙痒等皮肤病。这里有一个有趣的传说，古时有个喜欢炼丹的道士，某天进入深山采药和金石，饱受蚊虫叮咬之苦，身上多处瘙痒难忍。回道观后，他急于烧一锅热水洗一洗，于是用地肤做的扫帚洗锅、添水，结果一忙，竟忘记把扫帚拿出来了，就煮了一锅"扫帚水"。说也奇怪，这一洗，道士全身瘙痒减轻了很多，难道是扫帚的原因吗？其后几天，他天天用扫帚水洗，很快便痊愈了。乡村农人听说之后，有患此病者就用地肤全草熬水洗浴，地肤就逐渐成为人们治疗"皮肤瘙痒"的常用药物了。

地肤 *Kochia scoparia*（L.）Schrad. 为藜科地肤属一年生草本植物，成熟果实入药，名为地肤子。按照《中国药典》记载，地肤子味辛、苦，性寒，归肾、膀胱经，具有清热利湿、祛风止痒的功效。

松　萝

牵萝莫补

语出《花月痕》第十一回"痴珠多情人，既深毁室之伤，复抱坠楼之痛！牵萝莫补，剪纸难招"，意思是无法弥补。

松萝始载于《神农本草经》，"主嗔怒邪气，止虚汗，头风，女子阴寒肿痛"，列为中品。其又名女萝、松上寄生、老君须、松落。《名医别录》曰"松萝，生熊耳山川谷松树上。五月采，阴干""疗痰热温疟，可为吐汤，利水道"。《药性论》载"治寒热，吐胸中客痰涎，去头疮，主项上瘤瘿"。李时珍在《本草纲目》中对松萝的药用功能也做了描述，"主治嗔怒邪气，止虚汗头风，女子阴寒肿痛"。在孙思邈的《备急千金要方》、葛洪的《肘后备急方》等著作中都有记载。松萝在古代诗词中常被用来比喻依附。《诗经·小雅》中"岂伊异人？兄弟匪他。茑与女萝，施于松柏"所言女萝即松萝，"女萝之施于松柏"比喻同姓亲戚只须依附周王，该诗描写了在表面热闹的气氛中，笼罩着一种悲观失望、及时行乐的情绪。《楚辞·九歌·山鬼》的"被薜荔兮带女萝"、杜甫《佳人》的"牵萝补茅屋"中女萝和萝均指松萝。《冉冉孤生竹》"与君为新婚，菟丝附女萝"中"菟丝"和"女萝"都须依附在其他植物上生长，诗中用以比喻新婚夫妇相互依附。

松萝 *Usnea diffracta* Vain. 为松萝科松萝属植物，全株入药（彩图 4-9）。根据《中华本草》记载，其性平、味苦、甘，有抗炎、解毒、清肝明目的功效。

昙　花

昙花一现

语出《妙法莲华经·方便品》："佛告舍利弗，如是妙法，诸佛如来，时乃说之，如优昙钵花，时一现耳。""昙花一现"比喻美好的事物或景象出现了一下，很快就消失。

昙花入药始载于《陆川本草》，"清肺，止咳，化痰。治心胃气痛，吐血，最适于肺结核。"《福建方物志》载"昙花，赤嵌集云，叶丛生如带，着花高二三尺许，花色纯紫，使槎录云，一枝数十蕊，长二三寸，花六出，外紫内白"，描述了其植物形态。

由于昙花花期短，且常在夜间开放，古人常以昙花代表短暂但又美好的事物。从古至今，大量文学作品描绘了昙花之美。如《偈颂一百零四首》"亘古今为诸佛母，昙花时现觉园春"，从古至今作为诸位佛母，昙花开的时候才觉得园子里变成春天。《昙花诵》"昙花一现可倾城，美人一顾可倾国"，描写了昙花开放的一刹那的美丽足以让全城的人为之倾倒，而美人的一个回头便让天下的人为之震撼。《诗经·陈风·月出》"寂寂昙花半夜开，月下美人婀娜来。月出皎兮，佼人僚兮。舒窈纠兮，劳心悄兮"，描绘了昙花悄然绽放，宛如一位婀娜多姿的少女，是男女相悦而想念之辞。

昙花 *Epiphyllum oxypetalum*（DC.）Haw. 为仙人掌科昙花属附生肉质灌木（彩图4-10）。其花入药，根据《中华本草》记载，性平、味甘，具有清肺止咳、凉血止血、养心安神的功效。其叶外敷可用于跌打疮肿。

马　勃

牛溲马渤

语出清代李渔《闲情偶寄·居室·房舍》："收牛溲马渤入药笼，用之得宜，其价值反在参苓之上。""牛溲"即牛遗，车前草的别名。"马勃"，一名马 　，一名屎菰，是生于湿地及腐木的菌类，二者均可入药。渤，通勃。"牛溲马渤"比喻虽然微贱但是有用的东西。

马勃始载于《名医别录》，言其"主恶疮、马疥"，被列为下品。《本草纲目》记之"马勃，生园中久腐处，紫色柔软，状如狗肺，弹之粉出"，生动形象地描绘了这味药的生长环境、主要特征等。马勃药用历史悠久，是临床治疗咽痛、吐血出血的重要药物。此后几百年间马勃一直作为外用药使用。直到北宋，《本草衍义》记载了马勃新的治喉痹咽痛的功效。各古籍对马勃的记载在传承延续的同时又不断发现了一些新的功效。如在金元时期《东垣试效方》中，普济消毒饮治疗大头瘟时用到了马勃，拓展了马勃的功效主治。《本草纲目》记载了马勃的新功效：清肺散邪、解热毒。清代的本草著作则沿袭了前人的记述。

唐代大文豪韩愈曾经说过这么一句话："牛溲马勃，俱收并蓄也。"其意为这些不起眼的废弃微贱之物，贮而备之，可作药用。传奇小说《马半仙外传》中还讲了这么一段有趣的故事。有位医术很高的外科郎中，人称"马半仙"，他研制出的"止血散"和"接骨丹"，药效神奇，并传说这两种神药是"狐仙"传给他父亲的。其实它的主要药物就是马勃。

马勃为灰包科真菌脱皮马勃 *Lasiosphaera fenzlii* Reich.、大马勃 *Calvatia gigantea*（Batsch ex Pers.）Llyd 或紫色马勃 *Calvatia lilacina*（Mont. et Berk.）Lloyd 的干燥子实体。根据《中国药典》记载，马勃性平、味辛，归肺经，具有清肺利咽、止血的功效。

第三节　中华九大仙草

道家文化是构成中华文化的重要组成部分，对我国政治、经济、哲学、文化、医学、养生学等重要学科的形成和发展都产生了深刻影响。其中，与医学相关的理论、方法和经验在当今临床治疗和养生保健中仍被高度重视。如《道德经》记载"顺乎自然，道法自然"与时节养生，"柔弱者生之徒"与运动养生，"恬淡为止""无为而无不为"与心理养生。《道藏》作为道教经籍的总集，编纂形成于唐代开元年间，书中明确了道家对"九大仙草"在饮食养生中的重要地位，其作用也在西医学临床和实验研究中得到证实。

霍山石斛

石斛历史上被誉为"中华九大仙草之首""救命仙草"，现代人尊其为"中华仙草之最""健康软黄金"，用霍山石斛加工的饮品——枫斗，被称为"枫斗之王"。石斛始载于《神农本草经》，言其"味甘，性平。主伤中，除痹，下气，补五脏虚劳，羸瘦，强阴。久服厚肠胃，轻身延年"，列为上品。在众多石斛品种中安徽省霍山县产有三种霍山石斛、铁皮石斛、铜皮石斛。其中霍山石斛为中药石斛中的上品，《本草纲目拾遗》中已有记载："石斛，近时有一种形短只寸许，细如灯心，色青黄，咀之味甘，微有滑涩，系出六安及颍州府霍山县，名霍山石斛，最佳。"霍山石斛是我国国家地理标志产品，是石斛中的极品，古往今来素有"千金草"和"软黄金"之称，为无上妙品。《百草镜》语："石斛，近时有一种，细如灯心，咀之味甘，微有滑涩，系出六安及颍州府霍山县，名'霍山石斛'。"《增补本草备要》中记载："斛出霍山，其味甘平咸，无毒，可解暑、醒脾、清胃、利水、生津止渴、清虚热，功胜金石。"霍山石斛，可称之为"中华养生瑰宝"。《霍山县志》称"霍斛夙负盛名，采者甚众，搜罗殆尽，寥如晨星"，指出霍山石斛价值极高，但数量较少。霍山石斛，其干燥茎（霍枫斗）和鲜斛均可入药。

霍山石斛 *Dendrobium huoshanense* C.Z.Tang et S.J.Cheng 为兰科石斛属植物新鲜或干燥茎入药（彩图 4–11）。按照《中国药典》记载，石斛味甘，性微寒，归胃、肾经，具有益胃生津、滋阴清热的功效。

天山雪莲

天山雪莲是新疆特有的名贵中药材，素有"百草之王"和"药中极品"的美称，是十分珍贵的中药资源。又名"雪荷花"，来源于当地维吾尔语"塔格依力斯"。天山雪莲始载于《本草纲目拾遗》"大寒之地积雪，春夏不散，雪间有草，类荷花独茎，婷婷雪间可爱"。生长于天山山脉海拔 4000 米左右的悬崖陡壁之上、冰渍岩缝之中，在零下几十摄氏度的严寒中和空气稀薄的缺氧环境中傲霜斗雪、顽强生长。雪莲，入药历史悠久。《柑园小识》云其除冷痰，《四川中药志》云其除寒、补血、温暖子宫，治女子月经不调及崩漏带下；《新疆中药手册》、藏医学文献《月王药珍》和《四部医典》中均有对雪莲功用的记载，"天山有雪莲，生崇山之中，功能除寒壮阳、强筋舒络，治腰膝酸软，为延年益寿之极品"。印度民间还用雪莲花来治疗许多慢性病，如胃溃疡、痔疮、慢性支气管炎、心脏病、鼻出血和蛇咬伤等症。传说雪莲是造物主赐给新疆的"仙物"。《穆天子传》云，"天子向王母求长生不老药，王母取天山雪莲赠之"。在当地民间，雪莲带有神秘色彩，被誉为吉祥如意的征兆，高山牧民认为看见了就连喝下雪莲苞叶上的水滴都被认为能驱邪益寿。古往今来，因其生长环境的独特，雪莲也被许多的文人墨客所记载，或触景生情或以莲自喻。"耻与众草之为伍，何亭亭而独芳！何不为人之所赏兮，深山穷谷委严霜？"清代诗词中对雪莲赞誉更是数不胜数，纪晓岚在《阅微草堂笔记》中写道："此花生极寒之地，而性极热。盖二气有偏胜，无偏绝，积阴外凝，则纯阳内结。"祁韵士的"一枝应折仙人手，岂向淤泥较色鲜"，宋伯鲁的"铅华涤尽更芳菲，舞罢瑶台雪乍飞"，王树楠的"蠹翠嶙峋石柱天，好花开遍雪中莲。世间冷尽繁华梦，天外飞来绰约仙"。

天山雪莲 *Saussurea involucrata Kar.et Kir.* 为菊科风毛菊属多年生草本植物，全株入药。按照《中国药典》记载，天山雪莲性温、味微苦，具有温肾助阳、祛风胜湿、通经活血的功效。

三两重人参

人参始载于《神农本草经》，言其"主补五脏、安精神、定魂魄、止惊悸、除邪气、明目、开心益智"，列为上品。人参是珍贵的药用植物，其植物学史久远。位列仙班的是三两重人参，其生长期至少得百年以上。中国历代医书载其别名有人衔、鬼盖、地精、神草、血参、土精、人微、浆巩记玉精、黄参、海艘、雏石、百尺杆、金井玉兰和孩儿参等，被誉为"百草之王"。

人参具有悠久的栽培历史。中国人参栽培能追溯至西晋末年，距今1660年以上。公元3～4世纪，鲜卑族曾在辽河流域（今辽宁省辽阳一带）建立前燕国，其国王慕容晃曾给晋代的官吏顾和赠送过人参。唐宋以后，人参成为东北少数民族向封建帝王进贡的珍品。汉元帝时期，黄门令史游所著《急就篇》载有的参名，是世界有据可查的最早文献记录。人参的诗词文化源远流长、内涵丰富。西汉时期高丽人所作的《人参歌》"三丫五叶，背阳向阴。欲来求我极树相寻"是我国现存最早有关人参的诗词，描述了人参的植物特征及生长环境，陶弘景曾将此诗收录于《名医别录》中。唐代诗人皮日休《友人以人参见惠因以诗谢之》诗作："神草延年出道家，是谁披露记三桠。开时的定涵云液，剜后还应带石花。名士寄来消酒渴，野人煎处撇泉华。从今汤剂如相续，不用金山焙上茶。"诗中包含了对人参的赞美和服用方法，其中"神草"就是古代人参的别称，该词出自李时珍《本草纲目》："人漫年深，浸渐长成者，根如人形，有神，故谓之人薓、神草。"诗词中也多提到人参的功效及应用。清代医学家朱钥在《本草诗笺》中作诗："人参功大益精神，甘苦微温性自驯。反与黎芦休并用，畏同盐卤莫相亲。保元旺血除邪气，明目开心利弱身。"其对人参的药理、药性及药物相克做了全面介绍，是中医人参文化的一个典型代表作品。

人参 *Panax ginseng* C. A. Mey 为伞形目五加科人参属多年生草本植物，根茎入药。按照《中国药典》记载，人参性微温、味甘、微苦，归脾、肺、心、肾经，具有大补元气、复脉固脱、补脾益肺、生津养血、安神益智的功效。

百年首乌

首乌又名何首乌，最早在唐代著名的文学家和哲学家李翱写有《何首乌传》。八仙神话传说中，倒骑毛驴的张果老是吃首乌精成仙。李时珍《本草纲目》说："首乌分雌、雄，又叫九真藤，真仙草也。"

首乌又名野苗、交藤、交茎、夜合、地精、桃柳藤、赤葛、九真藤、芮草、蛇草、陈知白、马肝石、九真藤、疮帚等，有雌雄二种（赤、白二种）。该植物性喜高温高湿，生长于海拔 1000 米以上的山麓。首乌状如人形，有促进毛发生长的功效。首乌又名何首乌，有赤白之分，药用为赤首乌的块根。野生首乌生长极为缓慢，宋代《开宝本草》记述："何首乌以西洛嵩山为胜。"嵩山有很多野生何首乌，又名嵩山首乌。"草木亦含天地灵，根能生藤精生神。首乌补肾乌须发，夜交养心安神宁。"何首乌的根和藤都可入药，它的藤入药称作夜交藤，中医学认为"精"可以生"神"，人精气充沛就显得气色好，"有神"。制何首乌可以益精补血，它生出的藤竟也可养心安神。肾主精，心主神，制首乌在地下，入肾属水；夜交藤在地上，入心属火，草木职中也含天地阴阳至理。

何首乌 *Polygonum multiflorum* Thunb. 为蓼科何首乌属多年生缠绕藤本植物，块根入药。根据《中国药典》记载，何首乌味苦、甘、涩，性微温，归肝、心、肾经，具有解毒、消痈、截疟、润肠通便的功效；制何首乌，为何首乌的炮制加工品，具有补肝肾、益精血、乌须发、强筋骨、化浊降脂的功效。

花甲茯苓

花甲茯苓即六十年的茯苓。茯苓始载于《神农本草经》，"主胸胁逆气，忧患，惊邪，捧心下结痛，寒热烦满咳逆，口焦舌干，利小便。久服，安魂、养神，不饥、延年"，列为上品。宋代《图经本草》上有关于茯苓酥的记载。古人因看到茯苓长在老松树的根上，便以为它是松树精华所化生的神奇之物，称它为茯灵（茯苓）、茯神或松腴。晋代葛洪在《神仙传》中有"老松精气化为茯苓"的说法。李时珍曰："人如斗者，有坚如石者，绝胜。其轻虚者不佳，盖年浅未坚战耳。"

茯苓在我国药用历史悠久。其药用历史最早记载于秦汉时期《五十二病方》中，被写作"服零"，用于治疗"乾骚（瘙）"。《伤寒杂病论》中"茯苓白术甘草汤""五苓散"等方中使用了茯苓。《中藏经》中记载了使用茯苓皮入药的"五皮散"，这是茯苓皮入药的首次记载。魏晋时期《肘后备急方》中记载有多个方剂使用了茯苓，然而"治卒得惊邪恍惚方"等方剂中使用了茯神，这是茯神入药的首次记载。南北朝时期《名医别录》云"其有抱根者，名茯神"。梁代陶弘景《本草经集注》中对茯神做了比较详细的阐述并且肯定了茯神的药用价值。唐代茯苓的服食已非常流行，《千金翼方》专列"服茯苓"一篇。两宋时期《开宝本草》中明确记载了茯苓的"肉有赤、白二种"。《本草图经》亦云"皮黑，肉有赤、白二种"。《太平圣惠方》中记载"补肝白茯苓散"使用白茯苓，而"泻肝前胡散"使用赤茯苓，"麦门冬散"使用茯神，说明了白茯苓、赤茯苓、茯神有不同的药用价值。明清时期《本草纲目》中收载了茯苓皮，更加明确其主治"水肿肤胀，开水道，开腠理"。此外，不少文人墨客都在自己的诗文作品中留下了关于茯苓的不朽的字眼。著名大诗人杜甫就曾写下"知子松根长茯苓，迟暮有意来同煮"的诗句，我国四大名著之一的《红楼梦》中也多次提及茯苓的功效。

茯苓 Poria cocos（Schw.）Wolf 为多孔菌科真菌，菌核入药。按照《中国药典》记载，茯苓味甘、淡，性平，归心、肺、脾、肾经，主要功效为利水渗湿、健脾、宁心；茯苓皮具有利水消肿的功效。

深山灵芝

灵芝始载于《神农本草经》，言其"可养命应天，无毒多服，药中上品。紫芝主耳聋、利关节、保神益精，坚筋骨，好颜色，久服，轻身不老，延年；赤芝主胸中结，益心气、补中、增智慧不忘，久食，轻身不老，延年神仙"，列为上品。按五色将灵芝分为青芝、赤芝、黄芝、黑芝、紫芝五类，即五芝。《本草纲目》中加上白芝，合称六芝。灵芝子实体成熟以后散发孢子，孢子飘散四处之后，只有 2%～3% 的孢子能够遇到适宜其生长的环境，然后再形成菌丝体，最后成为子实体。

灵芝自古以来就有"仙草""瑞草"之称，中国传统医学一直视其为滋补强壮、固本扶正的珍贵中草药。《本草纲目》中记载灵芝具有益心活血安神、益肺气补肝气、补中健胃等功能。《长歌行》中描述："仙人骑白鹿，发短耳何长。导我上太华，揽芝获赤幢。来到主人门，奉药一玉箱。主人服此药，身体日康疆。发白复更黑，延年寿命长。"广为流传的神话故事《白蛇传》中就描述了白娘子为救许仙而盗取灵芝仙草的故事。

灵芝为多孔菌科真菌赤芝 Ganoderma lucidum（Leyss.ex Fr.）Karst. 或紫芝 Ganoderma sinense Zhao，Xu et Zhang 的干燥子实体。根据《中国药典》记载，灵芝味甘，性平，归心、肺、肝、肾经，具有补气安神、止咳平喘的功效。

海底珍珠

我国是世界上最早利用珍珠的国家之一，文字记载始于《尚书禹贡》。《名医别录》把珍珠列为治疗疾病的重要药材，并阐明了珍珠的药效。珍珠药用在中国已有 2000 余年历史。

三国时期的医书《名医别录》、南朝梁代的《本草经集注》、唐代的《海药本草》、宋代的《开宝本草》、明代的《本草纲目》、清代的《雷公药性赋》等医药古籍，都对珍珠的疗效有明确的记载。《中国药典》及《中药大辞典》均指明珍珠具有安神定惊、明目去翳、解毒生肌等功效。现代研究还表明珍珠在提高人体免疫力、延缓衰老、祛斑美白、补充钙质等方面都具有独特的作用。据《日华子本草》载，珍珠"安心、明目"。

《本草衍义》言其"除小儿惊热"。《本草汇言》言其"镇心、定志，安魂，解结毒，化恶疮，收内溃破烂"。梁代陶弘景在《本草经集注》中说，珍珠"有治目肤翳，止泄"等作用。唐代的《海药本草》认为珍珠可以明目、除晕、止泄。在元代，商人们常在水中加蜜糖和珍珠粉饮用，认为它既可以滋补，又可以防暑。元好问《续夷坚志》中记载："洮水冬日结小冰……圆洁如珠……盛夏以蜜水调之，加珍珠粉。"明代李时珍更加重视珍珠的药理作用，认为珍珠的药效在美肤，因而在《本草纲目》中特别写道"珍珠味咸甘寒无毒，镇心点目；珍珠涂面，令人润泽好颜色。涂手足，去皮肤逆胪；坠痰，除面斑，止泻；除小儿惊热，安魂魄；止遗精白浊，解痘疗毒……令光泽洁白"等。中国道教曾用天然珍珠、麦芽、蛇胆及蜂巢作为炼制长生不老仙丹的材料，认为珍珠可以延年益寿。明代陈继儒转引《独异志》说，唐武宗李炎在位时，宰相李德裕以珠宝粉、雄黄、朱砂煎汁为羹，每食一杯约耗钱三万，过三煎则弃其渣。当时流行炼丹术，人们认为，珍珠粉、雄黄等物经过提炼后服用可长生不老，鹤发童颜。

珍珠 *Pteria martensii*（Dunker）、三角帆蚌 *Hyriopsis cumingii*（Lea）或褶纹冠蚌 *Cristaria plicata*（Leach）为珍珠贝科动物马氏珍珠贝、蚌科动物等双壳类动物受刺激形成的珍珠。根据《中国药典》记载，珍珠味甘、咸，性寒，归心、肝经，具有安神定惊、明目消翳、解毒生肌、润肤祛斑的功效。

冬虫夏草

冬虫夏草始载于《本草从新》，言其"保肺益肾，止血化痰，已劳嗽"，是与参、茸齐名的珍贵滋补品。1300 年前中医药典籍中已有记载，在民间流传超过 2000 年。《吾三卷香》记载"冬虫夏草可治胃痛，筋骨疼痛"。传说 1500 多年前，青藏高原的牧人发现了一个奇特的现象，一些年老体衰的羊食用了一种埋藏在草皮下的草根后，变得矫健轻灵，毛色发亮。牧人发现此物冬季为虫，夏季为草，人食用后强壮有力、不易生病。遂将此草称为德索（虫草）。冬虫夏草是真菌冬虫夏草寄生于蝙蝠蛾幼虫体上的子座与幼虫尸体的复合物。它的名字的来源和它的生物学特性有关，因为它既可以说是一种植物，又可以说是一种动物。它在冬天是"虫"而夏天是"草"，所以称为"冬虫夏草"。

明代内府大御医、著名医学家龚廷贤《寿世保元》中的"药性歌四百味"记载："冬虫夏草，味甘性温，虚劳咯血，阳痿遗精。"汪昂《本草备要》载："冬虫夏草，甘平，保肺益肾，止血化痰，止劳咳。"《本草二经》记载"入肺肾二经"。15 世纪，赵学敏的《本草纲目拾遗》记载"治膈症，蛊胀，病后虚损""夏草冬虫，功与人参同，能治诸虚百损。以其得阴阳之气全也……功与人参、鹿茸同，但药性温和，老少病虚者皆宜食用""冬虫夏草性温暖，补精益髓，此物保肺气"。《藏本草》中记载了冬虫夏草"润肺、补肾"的功效。《医学千万舍利》记载，冬虫夏草能清"隆"及"赤巴"病。《金汁甘露宝瓶札记》记载："冬虫夏草味甘，性温。滋补肾阴，润肺，治肺病、培根病。"《聊斋志异外集》："冬虫夏草名符实，变化生成一气通；一物竟能兼动植，世间物理信无穷。"

冬虫夏草 *Cordyceps sinensis*（BerK.）Sacc. 为麦角菌科真菌冬虫夏草菌寄生在蝙蝠蛾科昆虫幼虫上的子座和幼虫尸体的干燥复合体，全株入药。根据《中国药典记载》，冬虫夏草味甘，性平，归肺、肾经，补肾益肺、止血化痰。

肉苁蓉

肉苁蓉始载于《神农本草经》，言其"主五劳七伤。补中，除茎中寒热痛，养五藏，强阴，益精气，多子，妇人癥瘕。久服轻身。生山谷"，列为上品，是临床常用中药之一。肉苁蓉，又名大芸，主产于内蒙古阿拉善地区。中医称其为地精或金笋，是极其名贵的中药材，素有"沙漠人参"之美誉，历史上就被西域各国作为上贡中央朝廷的珍品，有"西域贡品"之称。肉苁蓉入药，由来已久。它甘而性温，咸而质润，具有补阳不燥，温通肾阳补肾虚，补阴不腻，润肠通腹治便秘的特点。正因为它补性和缓，才有苁蓉（从容）之称。传说中，肉苁蓉是天神派神马赐给成吉思汗的神物，先有的肉苁蓉后有的沙漠，因为肉苁蓉吸尽了大地的精华，万物的灵气，所以才使大地变成了沙漠。肉苁蓉顽强的生命力，赋予了它神奇的功效。肉苁蓉生长于荒漠之中，性温，具有补肾阳的功效。肉苁蓉有较高的药用价值，根据《本草纲目》《日华子本草》记载，肉苁蓉可用于治疗肾阳虚衰、精血亏损、腰膝冷痛、耳鸣目花、带浊、尿频、崩漏、不孕不育、肠燥便秘等。肉苁蓉还可用来做粥，泡酒。肉苁蓉被世界自然保护联盟列为濒危等级，于 1984 年列入中国《国家二级保护植物名录》。古代医学著作中已有记载，称"此乃平补之剂。温而不热，补而不峻，暖而不燥，滑而不泄，有从容缓和之貌，故名苁蓉"。

肉苁蓉 *Cistanche deserticola* Y.C.Ma 或管花肉苁蓉 *Cistanche tubulosa*（Schenk）Wight 为列当科肉苁蓉属草本植物，肉质茎入药。按照《中国药典》记载，肉苁蓉味甘、咸，性温，归肾、大肠经，具补肾阳、益精血、润肠通便的功效。

【思考题】

1. 唐代诗人王维《九月九日忆山东兄弟》中"遍插茱萸少一人"中"茱萸"的基原植物是什么？

2. 中医药传承了几千年，有很多成语典故源自中医中药，除了本章所提及的植物成语，还有哪些植物成语？

3. 中华九大仙草分别是什么？简述 2020 年版《中国药典》中九大仙草的功能与主治。

第五章 本草的饮食文化 ▷▷▷

"药食同源"是指许多食物即药物。古代医学将中药的"四性""五味"理论运用到食物之中，认为每种食物也具有"四性""五味"。《淮南子·修务训》称："神农尝百草之滋味，水泉之甘苦，令民知所避就。当此之时，一日而遇七十毒。"可见神农时代药与食不分，无毒者可就，有毒者当避。唐代的《黄帝内经太素》一书中写道"空腹食之为食物，患者食之为药物"，反映出"药食同源"的思想。

中药的四性，是指寒、热、温、凉四种不同的药性，古时也称四气。其中温、热与寒、凉属于两类不同的性质。而温与热，寒与凉则分别具有共同性；温次于热，凉次于寒，即在共同性质中又有程度上的差异。对于有些药物，通常还标以大热、大寒、微温、微寒等词予以区别。

中药的五味，就是辛、甘、酸、苦、咸五种味。有些药物具有淡味或涩味，实际上不止五种。但是，五味是最基本的五种滋味，所以仍然称为五味。不同的味有不同的作用，味相同的药物，其作用也有相近或共同之处。《素问·宣明五气》指出："五味所入，酸入肝，辛入肺，苦入心，咸入肾，甘入脾，是为五入。"这种饮食五味归属五脏的理论，是根据五行归类的原则制定的，是中医酸味食物补肝、苦味食物补心、甘味食物补脾、辛味食物补肺、咸味食物补肾等饮食养生的原则。

第一节 饮食文化的四性

"寒者热之，热者寒之"是药物根据其药性应用于治疗疾病的重要治则。如寒凉药可清热、解毒、泻火而治热症；温热药温中、散寒、助阳、生气而用于寒症。

一、性温、热

药性温热属阳，温次于热，能在寒性病的治疗中发挥明显作用的归为温性或者热性药物。如生姜、大葱、红枣、核桃、羊肉、小茴香、韭菜、花椒等具有温里、散寒、助阳的作用，可以用来辅助治疗寒证、阴证。

姜

姜最早作为食物记载于《吕氏春秋·本味篇》，曰："和之美者，杨朴之姜。"以药物进行收载始于《神农本草经》，言其"主胸满，咳逆上气。温中，止血，出汗，逐风湿痹，肠澼下利。生者尤良。久服去臭气，通神明。生川谷"，列为中品，在干姜条目下云"生者尤良"。《名医别录》明确生姜区别于干姜，谓其"生姜，味辛，微温；主治伤寒、头痛、鼻塞，咳逆上气，止呕吐"。民间传说神农氏在采药时误食一种毒蘑菇，腹部剧痛，躺卧之处恰有一丛青草，神农氏顺手连根拔起放入口中咀嚼，不久泄泻之后，竟全好了。因神农氏姓姜，为纪念这株青草的救命之恩，故取"生姜"之名。

姜在我国的栽培历史悠久。中部、东南部和西南部各省广为种植。浙江台州有一道特色面食小吃——姜汤面，是用姜汁或姜汤烧制而成的一道汤面，醇香独特，大汗淋漓之后可有效祛除湿气。苏轼在《东坡杂记》中有记述，东坡任杭州太守之时，一日行至钱塘净慈寺中拜见住持。住持年逾八旬，却鹤发童颜，精神矍铄。东坡忙问其有何益寿妙方，答曰："每日用连皮嫩姜切片，温开水送服，已食四十余年矣。"生姜之效其实早在《论语》中就有"不撤姜食，不多食"的记载，孔子喜好生姜之味，认为姜能"通神明，去秽恶"，所以顿顿都吃，但从不过量。明代徐霞客游历名川大山时，行囊中也常备生姜，当野外露宿偶感风寒之时，便"饮姜汤一大碗，重被袭衣覆之；汗大注，久之乃起，觉开爽矣"。明代倪朱谟所著《本草汇言》中记载有姜糖苏叶饮，生姜与苏叶、红糖同用沸水冲泡，可发汗解表、祛寒健胃。民间也有许多关于生姜的俗语，如"冬吃萝卜夏吃姜，不劳医生开药方""早吃三片姜，赛过人参汤"等。日常生活中，亦常以姜汤驱寒、防治感冒。在吃过螃蟹等寒性食物后，常以姜茶驱寒。

姜 Zingiber officinale Rosc. 为姜科姜属多年生草本植物，新鲜根茎入药为生姜，干燥根茎入药为干姜。根据《中国药典》记载，生姜性微温、味辛，归肺、脾、胃经，具有解表散寒、温中止呕、化痰止咳、解鱼蟹毒的功效；干姜味辛、性热，归脾、胃、肾、心、肺经，具有温中散寒、回阳通脉、温肺化饮的功效。

茴　香

茴香，又名怀香。茴香以种子入药为小茴香，原产于地中海沿岸与西亚地区，古罗马语中茴香谓"芳香的干草"之意，后由丝绸之路传入我国。最早载于《新修本草》，原名蘹香，"叶似老胡荽极细，茎粗，高五、六尺，丛生"。李时珍《本草纲目》曰："茴香宿根深，深冬生苗，作丛，肥茎丝叶，五六月开花，如蛇床花而色黄"。北宋药物学家苏颂谓"蘹香，北人呼为茴香，声相近也"，即小茴香这一名称的由来。清代陈修园所著《神农本草经读》将小茴香列于本草附录，谓"气味辛、温，无毒。主小儿气胀，霍乱呕逆，腹冷，不下食，两胁痞满"。

茴香在我国南北各地均有种植，主产于内蒙古、宁夏、山西等地，南方多行秋播。北宋诗人黄庭坚在《和柳子玉官舍十首·茴香》中写道："邻家争插红紫归，诗人独行嗅芳草。丛边幽蠹更不凡，蝴蝶纷纷逐花老。"小茴香有特殊的香辛味，陶弘景说："煮臭肉，不少许，无臭气，臭酱入末亦香，故曰茴香。"足见小茴香和我国人民的生活息息相关，其味道浓烈，常用作辅料出现在餐桌上，茴香饺子、茴香打卤面、茴香小油条、茴香炒鸡蛋……小茴香也受到古代香家重视，《荀令十里香》云"丁香半两强，檀香一两，甘松一两，零陵香一两，生龙脑少许，茴香五分略炒"，对小茴香的涩香之气赞誉有加。

茴香 *Foeniculum vulgare* Mill. 为伞形科茴香属多年生草本植物，果实入药，名小茴香。根据《中国药典》记载，小茴香味辛、性温，归肝、肾、脾、胃经，具有散寒止痛、理气和胃的功效。

花　椒

花椒作药用最早记载于《神农本草经》，言其"温中，逐……寒湿痹痛"，列为下品。花椒在历代文献中多有记载，又名秦椒、蜀椒、崖椒、竹叶椒、野花椒。《名医别录》载："秦椒生泰山山谷及秦岭上或琅琊，八月，九月采实……蜀椒生武都山谷及巴郡。"传说在三皇五帝时期，神农氏到一临江小镇访民情，在一对小夫妻家里闻到饭菜中芳香醇麻之气，细问之下，原来是从一种树上采摘回来的香料，因小夫妻名叫椒儿和花秀，神农便各取一字，将树命名为"花椒"。

花椒在我国栽培历史悠久。《诗经》中花椒以"樧（huǐ）"之名载于《尔雅》，郭璞注："椒，丛生，实大者名为樧也。"《汉书·车千秋传》颜师古注："椒房殿名，皇后所居也。"即以花椒渗入涂料涂于墙壁，取温暖、芳香、多子之义，曰"椒房之宠"。从唐代至清光绪年间，花椒一直被列为皇室贡品。据《汉源县志》记载："元和志贡黎椒，寰宇记贡花椒，明统志贡花椒，大清一统志贡花椒。"时至今日，花椒几乎日日出现在千家万户的餐桌之上，其气味芳香，可去除肉类腥膻之气，增加食欲，位列调料十三香之首，是西南地区川菜最常见的调味品之一。

青椒 *Zanthoxylum schinifolium* Sieb. et Zucc. 或花椒 *Zanthoxylum bungeanum* Maxim. 为芸香科花椒属多年生小乔木，果皮入药为花椒（彩图 5-1）。《中国药典》记载，花椒味辛、性温，归脾、胃、肾经，具有温中止痛、杀虫止痒的功效。

胡　桃

胡桃最早的文字记载出现在西晋张华所著《博物志》中，"张骞使西域还，乃得胡桃种，故以胡羌为名"。历代文献如《食疗本草》《本草纲目》《农政全书》《植物名实图考》均记载胡桃最早由汉使张骞出使西域带回。但《汉书》和《史记》未载有张骞由西域带回胡桃之文字。据近代考古发现，我国境内曾多次出土古代地层胡桃叶片化石、造壤孢粉和炭化核桃坚果化石，说明中国应是胡桃栽培起源地之一，而非张骞首先自西域引入中国。

胡桃在我国的栽培历史已有 2000 多年。《证类本草》中有"陈仓胡桃，薄皮多肌，阴平胡桃，大而皮脆，急捉则碎"的记载。李白在《白胡桃诗词》中写道"疑是老僧休念诵，腕前推下水精珠"，以珠宝比喻核桃的晶莹。《东京梦华录》中记载北宋时期，核桃已成为开封府内夜市之中较常见的食物之一。《武林旧事》当中记载“寺院及人家用胡桃、松子、乳蕈、柿栗之类作粥，谓之腊八粥”。清代袁枚在《随园食单》中记录了核桃八宝肉、胡桃烧饼等的详细做法。《香艳丛书》云：“核桃烹饪羊腰，味美绝顶，熊掌亦不可比也。”

胡桃 *Juglans regia* L. 为胡桃科胡桃属乔木，种子入药为核桃仁。《中国药典》记载，核桃仁味甘，性温，归肾、肺、大肠经，具有补肾、温肺、润肠的功效。根据《中药大辞典》记载，果核内的木质隔膜为分心木，性平、味苦涩，无毒，入脾、肾二经，具有固肾涩精之效。

二、性寒、凉

在热性病中发挥明显作用的药物，一般可归为寒凉药物，属阴。如绿豆、藕、西瓜、梨、荸荠、马齿苋、菊花等具有清热、泻火、凉血、解毒的作用，可以用来治疗热证、阳证。

荸　荠

荸荠，以乌芋之名始载于《名医别录》，言其“主消渴，痹热，热中，益气”，列为中品。《本草纲目》中李时珍将乌芋释名为荸荠，云：“乌芋，其根如芋而色乌也。凫喜食之，故《尔雅》名凫茈，后遂讹为凫茨，又讹为荸荠。”

荸荠在我国栽培历史悠久。《嘉泰吴兴志》载：“凫茨：今添……今下田种……本郡山乡与平土宜果木，水乡有水实，鲜洁胜他郡，故详载。”《便民图纂》《姑苏志》《瓜蔬疏》等古籍中都有关于荸荠种植的记载。《本草纲目》中描述了野生荸荠和栽培荸荠的差别，“野生者，黑而小，食之多渣。种出者，紫而大，食之多毛”，还记载了苏南地区的荸荠栽培，“吴人以沃田种之，三月下种，霜后苗枯，冬春掘收为果，生食、煮食皆良”。《合肥县志》《巢县志》和《农政全书》均有荸荠作为灾荒年份的救灾食物的记述，如“救饥：四时采，生熟皆食”。古代文人墨客总把荸荠和田园风光联系在一起。陆游在《野饮》中写道：“溪桥有孤店，村酒亦可酌。凫茈（即荸荠）小甑炊，丹柿青篾络。”吴宽有《赞荸荠》一首，其中写道：“累累满筐盛，大带葑门土。咀嚼味还佳，地栗何足数。”这些诗句读来便觉荸荠中散发着浓浓的乡土闲情之味，带来冬日中的一丝甜意。荸荠可以生食、风干或烤熟食用，风味各异。吴地旧俗中把荸荠当作“元宝”，把几只荸荠埋在米中烧年夜饭，吃到的人就是挖到了元宝，讨得来年的好彩头。荸荠还能做成马蹄糕、蒸马蹄、甘蔗马蹄水等，或将荸荠上淋上桂花糖浆，美其名曰“踏花归去马蹄香”。

荸荠 *Eleocharis dulcis*（Burm. f.）Trin. ex Henschel 为莎草科荸荠属多年生或一年生草本植物，球茎及地上部分入药为荸荠。根据《中华本草》记载，荸荠味甘，性寒，归肺、胃经，具有清热、化痰、消积的功效。

绿　豆

绿豆首载于《开宝本草》，谓其"甘，寒，无毒。生研绞汁服，亦煮食，消肿下气"。绿豆不仅有消暑之效，还有解毒之功。《本经逢原》中记载，绿豆明目，可解附子、砒石等多种药物的毒性。《本草纲目》中也记录了绿豆的解毒作用。《夷坚志》云："有人服附子酒多，水肿如头唇裂血流，急求绿豆，黑豆各数合，嚼食，并煎汤饮之，乃解"。历代文献如《本草经疏》《本草求真》等对绿豆的药用功效也多有记载，李时珍赞绿豆"真济世之良谷也"。

绿豆在我国栽培历史已有两千多年，是传统豆类食物，分布极为广泛。《齐民要术》中有"凡美田之法，绿豆为上"的记载。元曲《蟾宫曲·沙三伴哥来嗏》写道"看荞麦开花，绿豆生芽。无是无非，快活煞庄家"，描绘了一派农家乐的景象。清代郑孝胥有《食菜尾羹绿豆浇饭》二首，"绿豆冷淘浇白饭，何如莱菔苦中甘？"绿豆是调节饮食的佳品，我国自古就有熬绿豆汤防暑降温的习惯。民间在立夏这一日，用绿豆、赤豆、黄豆、黑豆、青豆等五色豆煮成"五色饭"，以祈求五谷丰登。端午节也有吃绿豆糕的习俗，除解暑化忧消烦外，据说也为纪念春秋末年吴国大夫伍子胥。钱塘江附近的百姓尊伍子胥为"水仙王"之一，端午便会准备他生前最爱的绿豆糕。《随息居饮食谱》赞绿豆"甘凉，煮食清胆养胃，解暑止渴，利小便，已泄痢"。

绿豆 *Vigna radiata*（L.）R.Wilczek 为豆科豇豆属一年生直立草本，种子入药。根据《中华本草》记载，绿豆味甘，性寒，归心、胃经，具有清热解毒、消暑的功效。

三、性平

平性即无明显的温凉之偏，这些药物药性比较平和，如玉米、土豆、山药、红薯、大豆等。

玉　米

玉米原产于美洲大陆，哥伦布发现新大陆后才有关于玉米的文字记载。16 世纪初期，玉米经西南陆路传入我国，始载于明代《农政全书》。到清代，《齐民四术》中玉米已并入"六谷"之列，成为"特之为终岁之粮"的主要粮食作物。另有玉蜀黍、玉麦、苞谷等多种称呼。《本草纲目》《医林纂要》《本草推陈》中皆有关于玉米药用功效的记载，为健胃剂，可煎汤、煮食或磨成细粉作饼饵以内服。

明代《襄城县志》是玉米在我国最早的栽种记载，在《兴化县志》《华亭县志》《大理府志》等资料中也有提及。但玉米在明代尚未广泛种植，李时珍曰其"种者亦罕"。至清乾嘉年间，随着粮食需求的显著增加，玉米种植面积不断扩大。《齐民四术》里说玉米"收成至盛，工本轻，为旱种之最"。《植物名实图考》云"玉蜀黍……山民之粮，视其丰歉，酿酒磨粉，用均米麦"，玉米常作主食食用。宋代杨公远《感怀二首》云

"桂薪玉米转煎熬，口体区区不胜劳"，记述了刚摘下来的玉米熬成粥，口味极佳。明代《金瓶梅词话》中也有诸多玉米制作而成的美食，如玉米面玫瑰馅蒸饼儿、玉米面鹅油蒸饼儿等。《齐民四术》称玉米"为饭，亚于麦……可炒食，磨粉为饼，味黏涩"。《学圃杂疏》中也有玉米"煮食之，味亚芡实"的记载。道光年间《明斋小识》谓玉米"多种以备小食"。光绪年间《山西通志》载玉米"每炊必需团为饼，与粥糜同煮，谓之圪塔；屑榆皮和之，切为条，谓之拨子"。

玉米 Zea mays L. 为禾本科玉蜀黍属一年生高大草本，种子入药。根据《中华本草》记载，玉米味甘，性平，微寒，归手、足阳明经，具有调中开胃、益肺宁心、健胃的功效；花柱和花头入药为玉米须，味甘、淡，性平，归膀胱、肝、胆经，具有利水消肿、平肝利胆的功效。

红　薯

红薯，又名番薯。多数学者认为其原产中南美洲热带地区，明中后期传入我国。《海外新传七则》指出："薯传外番，因名番薯。"《本草纲目》云："番薯，万历中闽人得之外国。瘠土砂砾之地，皆可以种。"另有朱薯、山芋、甘薯、红山药、金薯、番茹、土瓜、地瓜、玉枕薯、红苕、白薯、甜薯等多种别称。

红薯传入我国后，得到大力推广，在我国各地均有栽培。《海曲拾遗》记载当时江北高原人皆种番薯佐餐。至清代红薯已成为重要粮食作物之一。据清陈鸿《清初莆变小乘》记载，乾隆时番薯种植已经遍布福建各府州县。《紫桃轩又缀》《台湾府志》《岭南杂记》《望江县志》等史料中皆有红薯栽培的记载。林龙友《金薯咏》云："孰导薯充谷，南邦文献存。种先来外国，栽已遍中原。"可见红薯的普及程度。徐光启在《农政全书》中总结红薯有"十三胜"，包括高产益人、色白味甘、繁殖快速、防灾救饥、可充笾实（祭祀品）、可以酿酒、可以久藏、可作饼饵、生熟可食、不妨农功及可避蝗虫等。红薯吃法多样，黄景福在《中山见闻辨异》中谓其"生熟可食，贫民多食之"。红薯还具有药用之效，《纲目拾遗》载红薯"补中，和血，暖胃，肥五脏"。《随息居饮食谱》谓其"煮食补脾胃，益气力，御风寒，益颜色"。

红薯 Ipomoea batatas（L.）Lamarck 为旋花科番薯属多年生草质藤本植物，块根入药。根据《中华本草》记载，红薯味甘、性平，归脾、肾经，具有补中和血、益气生津、宽肠胃、通便秘的功效。

第二节　饮食文化的五味

一、味酸

酸味药能收、能涩，有收敛固涩作用，多用于体虚多汗、久泻久痢、肺虚久咳、遗精滑精、尿频遗尿等症，如乌梅、石榴、山楂等。

乌 梅

乌梅以梅实之名入药始载于《神农本草经》，"味酸，平，无毒。主下气，除热，烦满，安心"，列为中品。乌梅之名始见于《本草经集注》。《周礼》《尔雅》《说文解字》均有记载。乌梅又有黑梅之称，记载于《宝庆本草折衷》。历代文献如《本草图经》《救荒本草》《本草纲目》《本经疏证》等均有对乌梅形态特征的详细记述。

乌梅原植物梅在中国栽培历史悠久。《诗经·召南》《陈风》《曹风》中均有关于乌梅的描写，表明西周至春秋时期梅在黄河流域的陕西、山东都有栽培。《山海经·中山经》载："灵山……其木多桃、李、梅、杏。"至宋代，《本草图经》中记载："梅实，生汉中川谷，今襄汉、川蜀、江湖、淮岭皆有之。"说明乌梅的生境在历史中经历变迁，自宋代开始人们认为乌梅是一种南方的植物。明代《本草品汇精要》记录乌梅道地药材产自郢州（今武汉市武昌）。《本草乘雅半偈》中以没有经过嫁接的野生乌梅为入药的上品。《神农本草经》《名医别录》《本草经集注》《新修本草》皆言五月进行采摘，"熏之为乌梅"。《本草纲目》记录乌梅造法为先熏，再淋汁蒸，乌梅品质得到极大的提升。据《本经疏证》《本草述钩元》《植物名实图考》等记载，清代以后乌梅制法以熏干为主。《红楼梦》三十四回中，贾宝玉挨了贾政一顿板子后，嚷着要喝的就是酸梅汤，袭人道："我想酸梅是个收敛东西，刚才捱打，又不许叫喊，自然急的热毒热血未免存在心里。"这里的酸梅即为乌梅，酸梅汤是一道常见的夏季消暑佳饮。

梅 *Prunus mume*（Sieb.）Sieb.et Zucc. 为蔷薇科李属小乔木，果实入药，名乌梅。根据《中国药典》记载，乌梅味酸、涩，性平，归肝、脾、肺、大肠经，具有敛肺、涩肠、生津、安蛔的功效。

山 楂

山楂最早以"朹""檕梅"之称见于《尔雅》。《本草纲目》中首次以山楂之名载入本草。《新修本草》《证类本草》《救荒本草》等典籍中均有山楂的形态和产地的记载。山楂另有赤爪草、棠毬子、山里红等多种别称。

山楂在我国分布较为广泛。《植物名实图考》云"北地大者味佳，制为糕，小者唯入药用"。《本草纲目》也将山楂明确分为两类，"一种小者，山人呼为棠机子、茅楂、猴楂，可入药用……一种大者，山人呼为羊机子……而采药者不收"。后《本草备要》《本草从新》《植物名实图考》《群芳谱》等都延用"小者唯入药用"这一标准。除作药用之外，山楂亦可栽培作观赏。唐代杜甫《竖子至》中写道"楂梨且缀碧，梅杏半传黄"。清代成鹫有诗云："分明一簇香风过，开遍山楂又木樨。"清代《随息居饮食谱》曰："大者去皮核，和糖蜜，捣为糕，名楂糕，色味鲜美，可充方物。入药以义乌产者胜。"清代杨静亭作有一首《山楂蜜糕》："南楂不与北楂同，妙制金糕数汇丰。色比胭脂甜如蜜，解醒清食有兼功。"山楂酸中带甜，除了做成山楂糕外，还可生吃，或做成炒红果、冰糖葫芦、山楂片、果丹皮等美味小食。

山楂 *Crataegus pinnatifida* Bunge 或山里红 *Crataegus pinnatifida* Bge. var. major N. E. Br. 为蔷薇科山楂属落叶乔木（彩图 5-2）。果实入药为山楂，干燥叶入药为山楂叶。根据《中国药典》记载，山楂味酸、甘，性微温，归脾、胃、肝经，具有消食健胃、行气散瘀、化浊降脂的功效；山楂叶味酸，性平，归肝经，具有活血化瘀、理气通脉、化浊降脂的功效。

二、味苦

苦味药能泄、能燥，具有清热、降气、泻火、燥湿的作用，可用于热结便秘、肺气上逆的咳喘、胃气上逆的呕吐呃逆、火热上炎、神躁心烦、目赤口苦，以及寒湿症和热湿症等。这类药物如苦瓜可清热解毒，苦杏仁可降气等。

苦 瓜

苦瓜始载于《救荒本草》，名为锦荔枝、癞葡萄。苦瓜之名最早见于明代《滇南本草》。《群芳谱》中以苦瓜瓤颜色命名其为"红姑娘"，《广州植物志》称其为凉瓜，此外还有菩达、癞瓜、红羊等别称，因古代地理因素等原因，有同源异名的现象。《广阳杂记》曰："衡州苦瓜，即北方之癞葡萄，江南之锦荔枝也。"据传苦瓜为郑和下西洋时从外国引入而来，《星槎胜览》记载："苏门答剌国一等瓜，皮若荔枝，未剖时甚臭如烂蒜，剖开如囊，味如酥，香甜可口，疑此即苦瓜也。"

苦瓜在我国栽培历史悠久。《本草纲目》云"苦瓜原出南番，今闽、广皆种之"，并谓其可"除邪热，解劳乏，清心明目"。《救荒本草》和《农政全书》同样记载了当时在中国南方普遍栽培苦瓜。苦瓜是一道夏日消暑的良品，《随息居饮食谱》称苦瓜"青则涤热、明目清心。熟则养血滋肝、润脾补肾"。《滇南本草》亦云"泻六经实火、清暑、益气、止渴"。文人雅客称苦瓜为"君子菜"，因苦瓜在烹饪时"不传己苦与他物"，赞其"有君子之德，有君子之功"。苦瓜还有个很美的名字，叫半生瓜，即半生以后，才识苦涩难食中的清凉甘香。苦瓜还可做观赏，宋代马臻以"车道绿缘酸枣树，野田青蔓苦瓜苗"的诗句描绘其隐居之景。

苦瓜 *Momordica charantia* L. 为葫芦科苦瓜属一年生攀援状草本植物。《全国中草药汇编》以其瓜、根、藤及叶入药。瓜、根、叶味苦，性凉，具有清热解毒的功效。《中药大辞典》和《中华本草》均收载以其果实入药。苦瓜味苦，性寒，入心、肝、肺经，有清暑涤热、明目、解毒之功效。

苦杏仁

杏仁以"杏核仁"之名始载于《神农本草经》，言其"主咳逆上气，雷鸣，喉痹下气，产乳，金创，寒心，奔豚，生川谷"，列为下品。《雷公炮炙论》首次将"杏仁"作为正名。《本草图经》等记载了山杏、金杏、汉帝杏、木杏、白杏、沙杏、梅杏、柰杏等不同品种名称。历版《中国药典》则均以苦杏仁为正名。

杏在我国栽培历史悠久。最早记载于《夏小正》，"四月囿见有杏"。《本草图经》载"杏核人（仁），生晋川山谷，今处处有之"，并指出入药以栽培品为佳，野生品不堪入药。《本草衍义》云："晒蓄为干果，其深赭色，其核大而褊者为金杏，此等须接。"说明宋代时已有通过嫁接繁殖的优良品种。历代文献如《神农本草经》《名医别录》《药性论》《本草纲目》《本草求真》等均有杏仁药用功效的记载。《本草纲目》谓其"杀虫，治诸疮疥，消肿，去头面诸风气皶疱"。杏仁气味独特，常用来做甜点。《金瓶梅》中西门庆在腊月初八请应伯爵吃的腊八粥，便是以杏仁、粳米、榛子仁、落花生、果脯蜜饯、玫瑰花、桂花、白糖等熬成的异彩缤纷、散发花香的一道粥。《红楼梦》第五十四回中，众人在大观园夜宴，贾母觉"夜长，不觉得有些饿了"时，既不要鸭子肉粥，也不要粳米粥，独独选中了"杏仁茶"。杏仁茶是以杏仁为主料由宫廷传入民间的一种茶饮，现也是开封特色小吃之一。

苦杏仁为蔷薇科植物山杏 *Prunus armeniaca L.var.ansu* Maxim.、西伯利亚杏 *Prunus sibirica* L.、东北杏 *Prunus mandshurica*（Maxim.）Koehne 或杏 *Prunus armeniaca* L. 的干燥成熟种子。根据《中国药典》记载，苦杏仁味苦、性微温，有小毒，归肺、大肠经，有降气止咳平喘、润肠通便的功效。

三、味甘

甘味能补、能和、能缓，具有补益、和中、调和药性、缓急止痛的作用。如香菇、大枣、蜂蜜之补脾和胃、养肺补虚、缓急止痛等。某些甘味药如甘草、绿豆等还具有解药食中毒的作用。

香　菇

香菇原称香蕈，东汉《说文解字》解："菌子，覃也。"香菇入药始载于《日用本草》，谓其具有"益气，不饥，治风，破血"之功效。《本草纲目》称香菇可"益胃清神，治痔"。《本草求真》记载香菇为"食中佳品，益气助食，治小便失禁"。

香菇是我国人工驯化栽培最早的大型真菌，已有 800 多年的历史。《山蔬谱》记述："永嘉人以霉月（指梅雨月份）断树，置深林中，密斫之，蒸成菌，俗名香菇，有冬春二种，冬菇尤佳。"南宋《龙泉县志》中记载了吴昱始创"砍花栽培香菇法"的人工培植香菇的方法，吴昱也被后人尊称为"吴三公"。《菽园杂志》《广东通志》等史料中亦有香菇从择时、选树、选场、砍花、培育、收采、烘干、分级的整个栽培过程的记载。香菇质柔嫩，味道鲜美，营养丰富。南宋汪藻在《食十月蕈》中写道"下箸极隽永，加餐亦平温"。明代《食物本草》称赞香菇"味甚香美，最为佳品"。干香菇是传统的香菇加工品，既方便贮藏和运输，同时又能保有其营养价值。北宋欧阳修《端午帖子·皇帝合》其五曰："香菰黏米煮佳茗，古俗相传岂足矜。"可见香菇很早就被劳动人民食用了。陆游《幽居书事》云:"鲜鲫每从溪女买,香菰时就钓船炊。"《红楼梦》中的"茄鲞""豆腐皮包子""火腿炖肘子""酒酿清蒸鸭子"里都有香菇的身影。但应注意,脾胃寒湿气滞者禁服,《本草求真》云:"(香蕈)性极滞濡,中虚服之有益,中寒与滞,食之不无滋害。"

香菇 *Lentinusedodes*(Berk.)Sing. 为口蘑科香菇属真菌。《全国中草药汇编》和《中华本草》中均记载以其子实体入药为香菇,其味甘,性平,入肝、胃经,具有扶正补虚、健脾开胃、祛风透疹、化痰理气、解毒的功效。

四、味辛

辛味能散、能行,有发散、行气和行血的作用,一般治疗表证的药物如麻黄、薄荷、生姜、大葱可发散表邪,治疗气血阻滞的药物如橘皮、砂仁、紫苏可行气等。

柑　橘

橘皮首载于《神农本草经》,言其"味辛温,主胸中瘕热逆气,利水谷,久服去臭,下气通神。"列为上品。陶弘景《本草经集注》云"须陈久者良"。孟诜《食疗本草》称其为陈皮。后在《汤液本草》中开始独立作为一种药材出现,并解释"橘皮以色红日久者为佳,故曰红皮、陈皮。"医圣张仲景的《伤寒杂病论》中亦提到橘皮入药。

据考,橘的产地最早出现在长江中下游地区的江淮地区。《禹贡》云:"淮、海惟扬州,厥包橘柚锡贡。"至汉代,长江中游地区也有了橘的种植记载。《神农本草经》云"生南山川谷"。陶弘景《本草经集注》中提及橘皮道地产区,"以东橘为好,西江亦有而不如"。《本草纲目》曰"今天下多以广中来者为胜,江西着次之",确立了橘皮的道地产区。民间流传有"一两陈皮一两金"的谚语。宋太医局编制的《太平惠民和剂局方》中记载有以陈皮为主料的二陈汤,《纲目拾遗》《本草求原》《四川中药志》中也都有橘皮治病养生的记载。橘皮入口醇,陈香味浓,可制作成陈皮梅、陈皮应子、九制陈皮等传统休闲食品,或经烹制烧成陈皮鸭、陈皮鲫鱼、陈皮姜茶等美味佳肴。

橘 *Citrus reticulata* Blanco 为芸香科柑橘属小乔木。《中国药典》记载橘及其栽培变种的干燥成熟果皮入药为陈皮,干燥幼果或未成熟果实的果皮入药为青皮,外层果皮入药为橘红,成熟种子入药为橘核。陈皮味苦、辛,性温,归肺、脾经,具有理气健脾、燥湿化痰的功效。青皮味苦、辛,性温,归肝、胆、胃经,具有疏肝破气、消积化滞的功效。橘红味辛、苦,性温,归肺、脾经,具有理气宽中、燥湿化痰的功效。橘核味苦、性平,归肝、肾经,具有理气、散结、止痛的功效。

五、味咸

咸味能软、能下。具有软坚散结和泻下的作用,可用于瘰疬、瘿瘤、痰核、癥瘕等病症,如海藻、海带、昆布等。

海　带

海带，中药名称昆布。先秦时期，中国人把某些海藻称为"綸"或"綸布"，后逐渐演变为昆布。《吴普本草》曰："纶布，一名昆布。酸、咸，寒，无毒。消瘰疬。"其首载于《名医别录》，言其"今惟出高丽，绳把索之如卷麻，作黄黑色，柔韧可食"，列为中品，所指为朝鲜生产的海带。《本草纲目》《植物名实图考》《新修本草》《海药本草》等本草要籍中记载昆布生长在我国东海沿岸。以海带为正名首次出现在《嘉祐本草》中。

我国海带的药用历史极久。因地域环境、风俗习惯的差异，传统中原地区的饮食构成中没有昆布等海产品，而主要作为药材使用。《名医别录》曰："昆布，味咸，寒，无毒。主治十二种水肿，瘿瘤聚结气，瘘疮。生东海。"《嘉祐本草》曰："（海带）去瘿行水，下气化痰。"《本草纲目》载："昆布，海岛人爱食之，为无好菜，只食此物，服久相习，病亦不起。"另在《药性论》《本草拾遗》《本草经疏》《本草通玄》《食疗本草》等医学典籍中均有收录。海带的食疗方中主要包括煮粥、炖汤、爆炒等。

海带 *Laminariajaponica* Aresch. 为海带科海带属大型海洋植物。《中药大辞典》收载其全草入药为海带，味咸，性寒，归肝、胃、肾经。有软坚化痰、利水泄热的功效。以其根入药为海带根，味咸，性寒，归肺、肝经，具有清热化痰、止咳、平肝的功效。

紫　菜

紫菜始载于《本草经集注》。是一种生长在沿海潮间带的红藻，别名索菜、紫英、子菜、乌菜等。

我国很早就有食用和药用紫菜的记录。西晋《三都赋》曰"江蓠之属，海苔之类。纶组紫绛，食葛香茅"，据考，其中"紫"为"北海中草"。唐代《食疗本草》谓其"下热气，多食胀人。若热气塞咽喉，煎汁饮之。此是海中之物，味犹有毒性。凡是海中菜，所以有损人矣"。北魏《齐民要术》载"吴都海边诸山，悉生紫菜"，并简要介绍了紫菜的吃法，包括油煎紫菜和紫菜汤。北宋《太平寰宇记》云："紫菜产在郡东北七十五里海畔石上，旧贡也。"明代《闽书》对紫菜描述更为详细："其生黏带石上，潮浸其散髼（péng）髼然，潮落复粘于石，嫩者搓取之而成索，长者摘取之，则皆解散，生时正青，干则色紫，近海诸邑皆有之，出福清尤佳，成叶如韭"。明代《本草纲目》和清代《随息居饮食谱》都记载了紫菜的药用价值。紫菜味道鲜美，《红楼梦》中的火肉白菜汤，便配以虾米和紫菜提鲜。

紫菜为红毛菜科，坛紫菜 *Porphyrahaitanensis* T.J.Chang et B.F.Zheng、条斑紫菜 *Porphyrayezoensis* Ueda、圆紫菜 *Porphyrasuborbiculata* Kjellm.、甘紫菜 *Porphyratenera* Kjellm.、长紫菜 *Porphyra dentata* Kjellm.。《中药大辞典》《中华本草》记载以藻体入药为紫菜，味甘、咸，性寒，归肺、脾、膀胱经，具有化痰软坚、利咽止咳、养心除烦、

利水除湿的功效。

六、味淡

淡味能渗、能利，具有渗湿、利水作用，可用于治疗水肿、小便不利等症，如茯苓、薏苡仁等。

应用药膳还应注意食疗中药的五味与五脏的关系。一般说来，辛入肺，甘入脾，苦入心，酸入肝，咸入肾。只有根据性味合理选用药膳，才能达到滋补身体、防治疾病的目的。

附：药食同源目录

丁香、八角茴香、刀豆、小茴香、小蓟、山药、山楂、马齿苋、乌梢蛇、乌梅、木瓜、火麻仁、代代花、玉竹、甘草、白芷、白果、白扁豆、白扁豆花、龙眼肉（桂圆）、决明子、百合、肉豆蔻、肉桂、余甘子、佛手、杏仁（甜、苦）、沙棘、牡蛎、芡实、花椒、赤小豆、阿胶、鸡内金、麦芽、昆布、枣（大枣、酸枣、黑枣）、罗汉果、郁李仁、金银花、青果、鱼腥草、姜（生姜、干姜）、枳椇子、枸杞子、栀子、砂仁、胖大海、茯苓、香橼、香薷、桃仁、桑叶、桑椹、橘红、桔梗、益智仁、荷叶、莱菔子、莲子、高良姜、淡竹叶、淡豆豉、菊花、菊苣、黄芥子、黄精、紫苏、紫苏籽、葛根、黑芝麻、黑胡椒、槐米、槐花、蒲公英、蜂蜜、榧子、酸枣仁、鲜白茅根、鲜芦根、蝮蛇、橘皮、薄荷、薏苡仁、薤白、覆盆子、藿香、当归、山柰、西红花（在香辛料和调味品中又称"藏红花"）、草果、姜黄、荜茇、党参、肉苁蓉（荒漠）、铁皮石斛、西洋参、黄芪、灵芝、山茱萸、天麻、杜仲叶。

【思考题】

1. 除了本章节介绍的本草，你还知道哪些药食同源药材？请通过查阅资料，列出至少 3 种药食同源药材，了解其药用历史及功效。

2. 中药的四气五味指的是什么？请分别举例说明。

3. 我国的日常饮食中，许多食物同时也是药材。你家乡的特色饮食中有没有药食同源的应用？

第六章　本草的景观文化 ▷▷▷▷

中国每个朝代都有记录当朝各地的"时令之花"，代表每个季节、每个月份花盛开的植物种类，譬如清代无名氏的小令《北仙目大红袍·咏花》记述中国大部分地区都适用的每月代表植物，首重植物色彩的延续及四季色彩的变化。元月梅，二月柳，三月桃，四月牡丹，五月石榴香蒲、艾草，六月荷花，秋季木芙蓉、丹桂、菊，冬季蜡梅。植物的景观文化，是人们赋予植物的文化内涵，体现植物的风格、神态、气质。如松柏为长生和子孙兴旺的寓意；"梅"与"眉"谐音，与喜鹊组合为"喜鹊登梅"，寓意为喜上眉梢，表达一种祥和安乐的景象。

梅

"梅蕊腊前破，梅花年后多。"梅之名，有记载的就有江梅、消梅、绿萼梅、重叶梅、红梅、直脚梅、早梅、古梅等多种。本草中载有梅花之名者最早见于《本草纲目》，名"白梅花"。

梅入药历史悠久。《神农本草经》中将梅实列为中品。梅花入药首见于《本草纲目》，但其中并无治方，用于点汤煮粥助雅致而已，时珍曰："白梅花古方未见用者。近时有梅花汤，用半开花，溶蜡封花口，投蜜罐中，过时以一两朵同蜜一匙点沸汤服。又有蜜渍梅花法，用白梅肉少许，浸雪水，润花，露一宿，蜜浸荐酒。又梅花粥法，用落英入熟米粥再煮食之。故杨诚斋有'蜜点梅花带露餐'及'脱蕊收将熬粥吃'之句，皆取其助雅致、清神思而已。"可见梅花的药用从最开始时较多都是在药膳或食疗中进行应用。《食物本草》《本草汇笺》和《随息居饮食谱》等本草著作中也都记载了梅花的食疗用法，主要用法为"蜜渍""煮粥"等。

梅的栽培历史悠久。《书经》云"若作和羹，尔唯盐梅"。《礼记·内则》载"桃诸梅诸卵盐"。《诗经·周南》云："摽有梅，其实七兮！"在《诗经·秦风·终南》《诗经·陈风·墓门》《诗经·曹风·鸤鸠》等诗篇中，也都提到梅。上述古书的记载说明，古时梅子是代酪作为调味品的，系祭祀、烹调和馈赠等不可或缺之品，至少在 2500 年前的春秋时代，就已开始引种驯化野梅使之成为家梅—梅花—果梅。20 世纪 70 年代进行殷商考古工作时，在青铜器中发现了梅核，也验证了梅的栽培历史悠久。

梅开百花之先，独天下而春。在我国传统文化中，作为传春报喜、吉庆的象征，从古至今一直被中国人视为吉祥之物。梅具"元亨利贞"四德，初生为元，是开始之本；开花为亨，意味着通达顺利；结子为利，象征祥和有益；成熟为贞，代表坚定贞洁。梅开五瓣，象征五福，即快乐、幸福、长寿、顺利与和平。我国古代文人对梅花情有独钟，视赏梅为一件雅事。作为我国十大名花之首，梅花以高洁、坚强、谦虚的品格，与兰花、竹子、菊花一起列为四君子，与松、竹并称为"岁寒三友"。在严寒中，梅花色白雅洁，在冬末春初开花，枝干苍古，唐宋八大家之一的王安石曾有著名诗句"墙角数枝梅，凌寒独自开。遥知不是雪，为有暗香来"。

梅 *Prunus mume*（Sieb.）Sieb.et Zucc. 为蔷薇科植物小乔木，稀灌木。根据《中国药典》记载，以花蕾入药为梅花，以近成熟果实入药为乌梅。梅花味微酸，性平，归肝、胃、肺经，具有疏肝和中、化痰散结的功效；乌梅味酸、涩，性平，归肝、脾、肺、大肠经，具有敛肺、涩肠、生津、安蛔的功效。

杏

"春风二月杏花天，草欲成茵柳著棉。"杏最早记载于《夏小正》"四月囿见有杏"，可见杏开花结实较早。杏在我国的栽培历史悠久，可以追溯到战国时期。杏树是古老的花木，公元前数百年问世的《管子》中就有记载。

明代《救荒本草》记载："杏树，本草有杏核人……其树高丈余，叶颇圆，淡绿，颇带红色，叶似木葛叶而光嫩，微尖；开花色红，结实金黄色；核人味甘、苦，性温。"这是对杏的植物形态的描述。《本草纲目》中对不同品种的杏进行了简单描述，曰："诸杏，叶皆圆而有尖，二月开红花，亦有千叶者，不结实。甘而有沙者为沙杏，黄而带酢者为梅杏，青而带黄者为柰杏。"杏除了作药用，还是医术高超、医德高尚的代名词，三国时期大夫董奉赠医送药不收分文，只让患者种杏树，还用杏树结出的杏子与人换谷子，用来赈济贫民，后来就有"杏林圣手"这一称赞医德的名词出现。

杏花有变色的特点，含苞待放时，朵朵艳红，随着花瓣的伸展，色彩由浓渐渐转淡，到谢落时就成雪白一片。"道白非真白，言红不若红，请君红白外，别眼看天工。"出自宋代诗人杨万里的《咏杏五绝》，他对杏花的观察十分细致。王安石在《北陂杏花》诗中，也把杏花飘落比作纷飞的白雪，他欣赏了水边的杏花，感慨地咏道："一陂春水绕花身，花影妖娆各占春。纵被春风吹作雪，绝胜南陌碾作尘。"相传，中国古时的杏花还有多色的，如粉红色、梅红色、红色等。《西京杂记》中记叙道："东海都尉于台，献杏一株，花杂五色，六出，云仙人所食。"

"裁剪冰绡，轻叠数重，淡著燕脂匀注。新样靓装，艳溢香融，羞煞蕊珠宫女。"这是宋徽宗描述杏花的传神佳作。杏花具有补中益气、祛风通络的作用，可营养肌肤，祛除面上的粉滓。宋代的《太平圣惠方》中，就有以杏花、桃花洗面治斑点的记载。古籍《鲁府禁方》里有一个美容秘方，叫"杨太真红玉膏"，称是杨贵妃美容所用。制作时，将杏仁去皮，取滑石、轻粉各等份，共研末，蒸过，入龙脑、麝香少许，以鸡蛋清调匀，早晚洗面后敷之，具有"令面红润悦泽，旬日后色如红玉"的功效。

杏 *Prunus armeniaca* L. 山杏 *Prunus armeniaca* L.var.ansu Maxim.、西伯利亚杏 *Prunus sibirica* L. 或东北杏 *Prunus mandshurica*（Maxim.）Koehne 为蔷薇科李属落叶乔木植物，

种子、果实、花、叶、枝、根均可入药，根据《中国药典》记载，成熟种子入药为苦杏仁，味苦，性微温，有小毒，归肺、大肠经，具有降气止咳平喘、润肠通便的功效。

桃

"东风三月黄陂水，只见桃花不见人"。中国是桃树的故乡，《诗经·魏风》中就有"园有桃，其实之肴"的句子。其他古籍如《管子》《尚书》《韩非子》《山海经》《吕氏春秋》等都有关于桃树的记载，《礼记》中还说当时已把桃列为祭祀神仙的五果（桃、李、梅、杏、枣）之首。桃花原产于中国中部及北部，栽培历史悠久。现已在世界温带国家及地区广泛种植，其繁殖以嫁接为主，是中国传统的园林花木，其树态优美，枝干扶疏，花朵丰腴，色彩艳丽，为早春重要观花树种之一。

阳春三月，桃花吐妍。桃花的娇美常让人联想到生命的丰润。如《诗经》"桃之夭夭，灼灼其华"，唐代诗人高蟾的"天上碧桃和露种，日边红杏倚云栽"。桃花，其色有桃红、嫣红、粉红、银红、殷红、紫红、橙红、朱红……赏心悦目。中国古人很早就认识到桃花的美容价值。现存最早的中药学专著《神农本草经》里谈到，桃花具有"令人好颜色"之功效。在清明节前后，桃花还是花苞时，采桃花250g、白芷30g，用白酒1000mL密封浸泡30天，每日早晚各饮15～30mL，同时将酒倒少许在手掌中，两掌搓至手心发热，来回揉擦面部，对黄褐斑、黑斑、面色晦暗等面部色素性疾病有较好效果。《备急千金药方》载"桃花三株，空腹饮用，细腰身"。《名医别录》载"桃化味苦、平，主除水气、利大小便、下三虫"。本方单味减肥美容护肤，是美容佳品。在传说中，桃是神仙吃的果实，不但桃有仙缘，连桃木都有神灵，早在先秦时代的古籍中，就有桃木为五木之首，一切妖魔鬼怪见了都逃之夭夭。

桃 *Amygdalus persica* L. 为蔷薇科李属落叶小乔木，桃树的根、叶、花、种仁等均可入药，《中国药典》收载其成熟种子入药名桃仁，枝条入药名桃枝。桃仁味苦、甘，性平，归心、肝、大肠经，具有活血祛瘀、润肠通便、止咳平喘的功效；桃枝味苦，性平，归心、肝经，具有活血通络、解毒杀虫的功效。《中华本草》收载其花入药名桃花，树皮中分泌出来的树脂入药名桃胶。桃花味苦，性平，归心、肝、大肠经，具有利水、活血化瘀的功效；桃胶味甘、苦，性平，具有和血、通淋、止痢的功效。

槐

"山村四月槐花密，春燕飞来细语呢。"槐为落叶乔木，常植于屋边、路边，中国各地普遍栽培，以黄土高原和华北平原为多，槐树一般在每年4～5月开花，花期一般为10～15天。远在秦汉时期自长安至诸州的通道已有夹路植槐的记述，是中国特产树种之一。槐树是"守土树"，取"鬼——人死身体入土，灵魂归祖庙"之意，一般栽在村口或庙门前，以候望游子叶落归根，魂归故里。借"怀"声表示游子怀念故里，表示槐树是一种庇荫人的树。

《本草图经》云："（槐）今处处有之。四月、五月开黄花，六月、七月结实。七月七日采嫩实，捣汁作煎。十月采老实入药。皮、根采无时。医家用之最多。"《本草纲目》记载："（槐）初生嫩芽可炸熟，水淘过食，亦可作饮代茶。或采槐子种畦中，菜苗食之亦良。其花未开时，状如米粒，炒过煎水染黄甚鲜。其实作荚连珠，中有黑子，以子连多者好。"古文献记载槐药用部位有多种，用药历史悠久。槐花入药始载于《日华子本草》。

槐花具有良好的观赏价值，每到盛夏花期来临时，一串串洁白的槐花缀满树枝，空气中弥漫着淡淡的素雅的清香，沁人心脾。我国现存最早的本草文献《神农本草经》记有槐实，惜无槐花。《证类本草》引《本草拾遗》说其"花堪染黄"，把槐花作染料。

槐 *Sophora japonica* L. 为豆科槐属的落叶乔木，产于我国的古老树种，亦称为国槐。历代本草中记载槐树入药以花、果实、枝及木皮较为常用，也可以叶、芽代茶饮。《中国药典》收载以花及花蕾入药名槐花，以成熟果实入药名槐角。槐花味苦，性微寒，归肝、大肠经，具有凉血止血、清肝泻火的功效；槐角味苦，性寒，归肝、大肠经，具有清热泻火、凉血止血的功效。

石榴树

"五月榴花照眼明，枝间时见子初成。"石榴原产波斯（今伊朗）一带，在汉时自西域传到我国，最早的文献记载见于东汉张衡《南都赋》，被称为"若榴"。"石榴"一名最早见于三国时期曹植的《弃妻诗》中"石榴植前庭，绿叶摇缥青"。药用石榴的最早记载见于南北朝梁陶弘景的《名医别录》"药家用酸者""入药惟根、壳而已""子为服食者所忌"。根据一些部颁标准和古代本草、医籍的记载，石榴全身皆可入药。石榴火红多籽，是多子多福的象征；石榴的朱砂色有驱邪纳祥之意，故民间有"榴花瘟剪五毒"之说，因此，石榴也是辟邪趋吉的象征。石榴在医药、食品、园林等领域均有利用，在《名医别录》《齐民要术》《图经本草》《本草纲目》中记载其药用价值，在中国古代就是重要的庭院树种，也是重要的观花和观果树种。

石榴花火红色的最多，故名"丹若""沃丹"，正所谓"五月榴花红似火""五月榴花开欲燃"。农历的五月，是石榴花开最艳的季节，五月因此又雅称"榴月"。石榴花形状有点像寺庙敲的钟、花朵呈四棱形，每年可以三次花，花朵会在树枝顶部绽放。五月石榴花的花神，是传说中的唐代赐福镇宅圣君钟馗，石榴花也被钟馗故里、刘海故里的陕西西安市确定为"市花"，而至于民间所绘的钟馗画像，耳边都插着一朵艳红的石榴花。在明人的插花"主客"理论中，榴花总是被列为花主之一，称为花盟主，辅以栀子、蜀葵、孩儿菊、石竹、紫薇等，这些花则被称为花客卿或花使令，更有喻为妾、婢的，可见古人对石榴的推崇。

石榴 *Punica granatum* L. 为石榴科多年生落叶灌木或乔木植物。2020年版《中国药典》所收载的石榴药用部位为果皮，石榴皮味酸、涩，性温，归大肠经，具有涩肠止泻、止血、驱虫的功效。

荷

"毕竟西湖六月中，风光不与四时同。接天莲叶无穷碧，映日荷花别样红。"《诗经》记载："山有扶苏，隰（xí）有荷华。""彼泽之陂，有蒲与荷。""隰""泽"等生境记载及"荷华"的部位名称均与当今的莲一致。莲作为现存最古老的被子植物之一，被称为"活化石"。辞书《尔雅·释草》记载："荷，芙渠。其茎茄，其叶蕸（xiá），其本蔤（mì），其华菡萏（hàn dàn），其实莲，其根藕，其中菂（dì），菂中薏。"莲入药使用最早载于《神农本草经》，以"藕实茎"之名载于上品，"一名水芝丹"。《名医别录》增补："一名莲"。《本草经集注》记载："藕实茎，即今莲子。"这是莲子之名在本草中首次出现。

荷花是中国十大名花之一，不仅花大色艳，清香远溢，凌波翠盖，而且有着极强的适应性。其既可广植湖泊，蔚为壮观，又能盆栽瓶插，别有情趣，自古以来，就是宫廷苑囿和私家庭园的珍贵水生花卉。《本草纲目》载荷花能"镇心益色，驻颜轻身"。三国时期文学家曹植在《芙蓉赋》中写道"览百卉之英茂，无斯华之独灵"，把荷花比喻为水中的灵芝。古时江南风俗，阴历六月二十四日为荷花生日，荷花因而又有"六月花神"的雅号。荷花"中通外直，不蔓不枝，出淤泥而不染，濯清涟而不妖"的高尚品格，历来为古往今来诗人墨客歌咏绘画的题材之一，又名君子花、凌波仙子、水宫仙子、玉环等，也是佛经中常提到的象征物和吉祥物，在印度被视为尊严神圣的象征。由于"荷"与"和""合"谐音，"莲"与"联""连"谐音，中华传统文化中，经常以荷花（即莲花）作为和平、和谐、合作、合力、团结、联合等的象征；以荷花的高洁象征和平事业、和谐世界的高洁。因此，某种意义上说，赏荷也是对中华"和"文化的一种弘扬。

中国古代民间就有春天折梅赠远，秋天采莲怀人的传统。莲是药食同源植物，自古中国人民就视莲子为珍贵食品，如今仍然是高级滋补营养品，众多地方专营莲子生产。莲藕是最好的蔬菜和蜜饯果品。莲叶、莲花、莲蕊等也都是中国人民喜爱的药膳食品，如传统的莲子粥、莲房脯、莲子粉、藕片夹肉、荷叶蒸肉、荷叶粥等。荷叶为茶的代用品，又作为食物包装材料。

莲 *Nelumbo nucifera* Gaertn. 为睡莲科莲属多年生草本植物，2020 年版《中国药典》收载以成熟种子入药名莲子，以熟种子中的干燥幼叶及胚根入药名莲子心，以花托入药名莲房，以雄蕊入药名莲须，以叶入药名荷叶。莲子味甘、涩，性平，归脾、肾、心经，具有补脾止泻、止带、益肾涩精、养心安神功效。莲子心味苦，性寒，归心、肾经，具有清心安神、交通心肾、涩精止血的功效。莲房味苦、涩，性温，归肝经，具有化瘀止血的功效。莲须味甘、涩，性平，归心、肾经，具有固肾涩精的功效。荷叶味苦，性平，归肝、脾、胃经，具有清暑化湿、升发清阳、凉血止血的功效。

川　楝

　　梅雨时节，总令人无端地想起诗人谢逸所写"楝花飘砌，蔌蔌清香细"。楝花的花期恰处农历春尽夏来之时，是二十四番风信花的最后一花。《江南靖士诗稿·送春》"饯离时节楝花丛"正反映楝花的繁盛季节。楝树分布于中国黄河以南各省区，生于低海拔旷野、路旁或疏林中，已广泛引为栽培。该树是材用植物，亦是药用植物，树形优美，枝条秀丽，在春夏之交开淡紫色花，香味浓郁，耐烟尘，适宜作庭荫树和行道树，是良好的城市及矿区绿化树种。

　　川楝子是楝科植物川楝的干燥成熟果实，始载于《神农本草经》，言其"味苦，寒，有小毒。治温疾，伤寒，大热你，狂烦，杀三虫，疥，利小便水道。生山谷，又名川楝子、苦楝子"，列为下品。在《本草经集注》中，称川楝子为"练实"。郭璞注释《山海经》云："楝，木名，子如脂，头白而粘，可以浣衣也。"宋代苏颂的《本草图经》中第一次把楝实称为"金铃子"。在《本草蒙筌》中写道"木高丈余略大，叶密如槐稍长。花红紫甚香，实青黄类弹"。《植物实名图考》载"楝，处处有之。四月开花，红紫可爱，故花信有楝花风"。宋代王安石《钟山晚步》一诗描写了楝花之美："小雨轻风落楝花，细红如雪点平沙。槿篱竹屋江村路，时见宜城卖酒家。"唐人无名氏写道："楝花开后风光老，梅子黄时雨气浓。"楝子花，一簇一簇的，色紫带红，香气芬芳。楝子花亦可以作为药用，明代李时珍的《本草纲目》记载：楝子花焙干研末，外敷于患处，可以治疗热痱，主要是楝子花性寒凉，能清热解毒。

　　川楝 *Melia toosendan* Sieb.et Zucc. 为楝科楝属落叶乔木，其花、叶、果实、根皮均可入药。根据《中国药典》记载，其成熟果实入药，名川楝子，味苦，性寒，有小毒，归肝、小肠、膀胱经，具有疏肝泄热、行气止痛、杀虫的功效；其树皮及根皮入药名苦楝皮，味苦，性寒，有毒，归肝、脾、胃经，具有杀虫、疗癣的功效。

桂　花

　　清人张云敖七言绝句《品桂》所云："西湖八月足清游，何处香通鼻观幽？满觉陇旁金粟遍，天风吹堕万山秋。"金秋八月，丹桂飘香。每到金秋，赏桂闻香已成为人们的一种休闲方式。桂花最早的发源地是我国的西南地区，已经有近两千五百年的栽培历史，目前桂花存在于我国南岭以北和淮河流域以南的区域，其中桂林、苏州、咸宁、成都和杭州五大产区的桂花最为著名。桂花为集绿化、美化、香化于一体的观赏与实用兼备的优良园林树种，是中国传统十大名花之一、三大芳香树之一。

　　古籍中对桂花平肝理气功效多有记载。《本草汇言》记载桂花"味辛甘苦，气温，无毒"，具有"散寒冷，消游血，止肠风血痢"的作用。《中华本草》及《本草纲目拾遗》记载桂花露具有疏肝理气、醒脾辟秽、明目、润喉的功效，可以治疗肝气郁结等病证。

　　中国的桂花种植历史极为悠久，《山海经·南山经》就有"南山经之首曰鹊山，其首曰招摇之山，临于西海之上，多桂"。在《山海经·海内南经》中，提到桂林八木成林，可见那时已经有很大的桂花了。屈原的《九歌》有"援北斗兮酌桂浆，辛夷车兮结桂旗"等诗句，表明桂花的食用价值已被人们发现并利用。桂花的别名有木犀、岩犀、岩桂、圭木、九里香、七里香、金粟、古香、天香等，因其叶脉形如"圭"字而被称为桂、圭木等；其木纹理如犀，因此得名"木择"；因丛生于岩岭之间，故名为"岩桂"或"山桂"；又因其花香馥郁远溢，故此称为"九里香"；古人以"葺金繁蕊"来形容桂花，因而得名"金粟"。

桂花以其自身高雅的品位和在中国花卉史上重要的地位，形成了独特的中国桂花文化现象，被称为花中"痴客""仙友""花中月老"，我国古时也有"桂冠"之说。我国自古就有以花传情、用花寓意的习俗，有不少佳话广为流传。汉语成语中，称誉他人的好子女为"桂子兰孙"。《灵隐寺》诗云"桂子月中落，天香云外飘"，于是"桂子飘香"一语便约定俗成，专指中秋节前后桂花带给人的美好享受。南朝鲍照《代白煊舞歌词》中有"桂宫柏寝似仙居"之句，于是"桂宫柏寝"被用来形容宫室之华美。成语"桂林一枝"被隐喻为出类拔萃的人物，科举时候，称登科考取进士者为"折桂"。李俊民《中秋》诗曰："绞室影寒珠有泪，蟾宫风散桂飘香。"李中《送黄秀才》诗云："蟾宫需展志，渔艇莫牵心。"蟾宫折桂成为仕途得志，飞黄腾达的别称。在中国文化历史上，文人墨客为桂花所做的诗、词、歌、赋不计其数，仅《桂海菁华》就收录古人咏桂诗150首、词66篇，这些都是中国桂花文化中璀璨的瑰宝。

桂花具有珍贵的食用、药用和鉴赏价值，有金桂、银桂、丹桂等多个品种。《本草纲目》中亦有记载，"花有白者名银桂，黄者名金桂，红者名丹桂。有秋花者、春花者、四季花者、逐月花者"。桂花还可加工为桂花糕食用，桂花糕历史悠久，又称重阳糕，有诗句"中秋才过又重阳，又见花糕各处忙"，还有桂花酒、桂花糖、桂花茶等。

桂花 *Osmanthus fragrans* Lour. 为木犀科木犀属常绿灌木或小乔木，花、果、根均可入药。桂花果实，又称为"桂子"或"桂花子"，《本草纲目》记载桂花生津，辟臭，治疗风虫牙痛；桂花籽，味甘、辛，性温，具有暖胃、平肝、益胃、散寒的功效。桂花根也可以入药，《本草纲目拾遗》《分类草药性》和《四川中药志》记载，民间常用于治胃痛、牙痛、风湿麻木、筋骨疼痛。

菊 花

菊花原产于我国，有三千多年的栽培历史，于710—784年盛唐时期传入日本和朝鲜，1688年由中国又直接传入欧洲，后又传入美洲。菊花观赏价值较高，除盆栽或配植花坛外，常用作切花材料。部分菊花品种可供饮用，称为茶菊。历史上的菊花品种分类是以色为主的，清代《广群芳谱》所记载的菊花品种就有300～400种。《礼记·月令》"鞠有黄华"清晰地描述"鞠"之花色。郭璞注《尔雅音图》称"鞠，究，穷也"又有"蘜，音菊。治蔷。今之秋华菊"，形象地记载了"鞠"的开放季节。《说文解字》

曰："蘜（jú）日精也，以秋华。"可见"鞠""蘜""蘜""菊"等字都曾作为菊的名称之一。2020 年版《中国药典》在菊花的"性状"项下，按产地和加工方法不同，分为亳菊、滁菊、贡菊、杭菊、怀菊五个栽培品种。

菊花药用始载于《神农本草经》，"主诸风头眩、肿痛，目欲脱，泪出，皮肤死肌，恶风湿痹，利血气"，列为上品，始以"鞠华"之名收载，又列"节华"别名。《吴普本草》名"菊华"，又载"白华""女华""女室"别名。陶弘景在《名医别录》中汇集了晋代末期以前名医所用的药物及用药经验，收集名医的地域广泛，因此所载药物名称较多，书中以"菊花"为正名，同时还记录了"日精""女节""女华""女茎""更生""周盈""傅延年""阴成"的别名。《本草图经》记载了唐代不同地区对菊花的称谓，有"回蜂菊（颖川）""茶苦蒿（汝南）""羊欢草（上党及建安郡、顺政郡）""地薇蒿（河内）"等。《中华本草》有"甘菊""真菊""金精""馒头菊""簪头菊""甜菊花""药菊"等别名。

菊花在我国用于观赏、食用和药用的历史悠久。《本草图经》记载："白菊，叶大似艾叶，茎青根细，花白蕊黄；其黄菊，叶似茼蒿，花蕊都黄。"指出菊有白菊与黄菊之分。《离骚》载"朝饮木兰之堕露兮，夕餐秋菊之落英"，表明菊花供食用历史悠久。西晋张华《博物志》载"菊有二种，苗花如一，唯味小异，苦者不中食"，说明当时菊花分甘菊和苦菊两种，食用的是甘菊。《西京杂记》中有："菊花舒时，并采茎叶，杂黍米酿之，至来年九月九日始熟，就饮焉，故谓之菊花酒。"说明早在西汉时期菊花就用来酿造菊花酒饮用。酿造菊花酒的这种菊花也应为可食之甘菊。

菊花是中国十大名花之三，花中四君子（梅兰竹菊）之一，也是世界四大切花（菊花、月季、康乃馨、唐菖蒲）之一，有"花中隐士"的雅称，又被誉为"十二客"中的"寿客"，产量居首。因菊花具有清寒傲雪的品格，才有陶渊明的"采菊东篱下，悠然见南山"的名句。在古神话传说中菊花还被赋予了吉祥、长寿的含义。另外，我国自古就有重阳节赏菊和饮菊花酒的习俗。唐代孟浩然《过故人庄》："待到重阳日，还来就菊花。"

菊 *Chrysanthemum morifolium* Ramat. 为菊科多年生草本植物，头状花序入药。根据《中国药典》记载，菊花味苦、甘，性微寒，归肺、肝经，具有散风清热、平肝明目、清热解毒的功效。

木芙蓉

芙蓉，原名木芙蓉，《本草纲目》云"此花艳如荷花，故有芙蓉、木莲之名"，又有华木、拒霜花、地芙蓉、霜降花、酒醉芙蓉等多个称谓。芙蓉花花大色丽，为我国久经栽培的园林观赏植物。芙蓉原产于我国，四川、云南、湖南、广西、广东等地均有分布，以成都一带栽培最多。芙蓉栽种历史悠久。蜀后主孟昶（chǎng）在位时，在城墙上遍种芙蓉，故成都又有"芙蓉城"之称，简称"蓉城"或"蓉"。芙蓉现为成都市市花。木芙蓉叶又被称为"芙蓉花叶"，在《世医·得效方》中被记载为"拒霜叶"、《湖南药物志》中称为"铁箍散"。《本草纲目》言其"治一切大小痈疽，肿毒恶疮，消肿，排脓，止痛"。木芙蓉又称"拒霜"，在深秋开花。宋代诗人吕本中《木芙蓉》曾赞"小池南畔木芙蓉，雨后霜前着意红。犹胜无言旧桃李，一生开落任东风"。宋代王安石也有佳作《木芙蓉》："水边无数木芙蓉，露染胭脂色未浓。正似美人初醉着，强抬青镜欲妆慵。"说明芙蓉花的美是让人流连忘返，成为古代大才子们争相咏叹的对象。木芙蓉很特别，又称"三醉芙蓉"，清晨和上午初开时，花冠洁白，逐渐转变为粉红色，午后至傍晚凋谢时变为深红色，花朵颜色一日三变而得名。屈大均在《广东新语》写有木芙蓉"颜色一日三换"，并赋诗"人家尽种芙蓉树，临水枝枝映晓妆"。

木芙蓉 *Hibiscus mutabilis* L. 为锦葵科木槿属落叶灌木或小乔木（彩图 6-1），花、叶、枝、根均可入药，具有凉血、解毒、消肿、止痛等功效，在民间广泛用于治疗痈肿疮疖。按照《中国药典》记载，木芙蓉叶味辛，性平，归肺、肝经，具有凉血、解毒、止痛的功效。

芦　苇

芦苇一名来自《本草纲目》，古代芦苇被称为"蒹葭"。芦苇，又名苇、葭、芦、芦竹、蒲苇、苇子草、禾杂竹、水芦竹。芦苇分布广泛，产自全国各地，生于江河湖泽、池塘沟渠沿岸和低湿地。芦苇最早见于秦代的《尔雅·释草》（"葭，华"），葭，就是芦苇，是还不到开花时期的芦苇。最早记载芦根的药学专著是《本草经集注》，其曰："芦根，又名苇根，味甘，寒，主治消渴客热，止小便利。"苇茎药用始载于《新修本草》，名曰芦茎，并在《备急千金要方》中唤作苇茎，两者均收载于《本草纲目》草部之"芦"项下。芦苇在我国具有非常重要的经济价值。芦苇根茎四布，有固堤之效；芦苇能吸收水中的磷，可以抑制蓝藻的生长；苇的叶、茎、根状茎都具有通气组织，有净化污水的作用；芦苇茎纤维素含量较高，可以用来造纸和做人造纤维；芦苇花序雄伟美观，常用作湖边、河岸低湿处的观赏植物，有固堤、护坡、控制杂草的作用；芦叶、芦花、芦茎、芦根、芦笋均可用于畜牧业，饲用价值较高。芦苇还是湿地沼泽环境中重要的组成部分，且芦苇湿地的生态价值具有"第二森林"之美誉，在净化水源、调节气候和保护生物多样性等方面具有其他植物不可替代的作用。

芦苇 *Phragmites communis* Trin. 为禾本科芦苇属的多年生草本植物，叶、茎、根均可入药。《中国药典》收录新鲜或干燥根茎做芦根入药，并且是常见的药食同源中药，芦根味甘，性寒，归肺、胃经，具有清热泻火、生津止渴、除烦、止呕、利尿之功效。

蜡　梅

蜡梅特产于我国，花开隆冬，清香脱俗，是传统的冬季名花和世界上少有的真正意义上冬季开花的观赏植物。蜡梅富有诗情画意，宋代陈棣《蜡梅三绝》诗曰："林下虽无倾国艳，枝头疑有返魂香。"蜡梅，又称蜡梅、黄梅花、雪里花、蜡木、蜡花、巴豆花等，是我国特有传统观赏花木，具有较高的观赏价值和经济价值。"蜡梅"字形首载于明代的《救荒本草》，明代《本草纲目》云："蜡梅释名黄梅花。此物本非梅类，因其与梅同时，香又相近，色似蜜蜡，故得此名。"蜡梅原产于我国中部，以河南鄢陵县所产蜡梅最为有名，素有"鄢陵蜡梅冠天下"之誉，如今全国均有分布。其主要品种有素心蜡梅、磬口蜡梅、虎蹄蜡梅、荷花蜡梅、檀香蜡梅和荤心蜡梅等。蜡梅开黄花，原名黄梅。古籍《礼记》上说"蜡也者，索也。岁十二月，合聚万物而索飨之也"，古代十二月的一种祭祀叫"腊"，因当时岁暮为举行大祭祀之月，故农历十二月就叫腊月。而蜡梅开于腊月，故此得名。蜡梅花是著名的观赏花木，以独特的风韵著称于世。每当冬末春初，凌冰傲雪，疏花点点，清香远溢，与松、竹并称为"岁寒三友"。蜡梅花期为11月至翌年3月，宋代唐仲友的"凌寒不独早梅芳，玉艳更为一样妆""轻明最是宜风日，冷淡从来傲雪霜"以及宋代韩元吉的"风流一样香仍好，共趁春前腊后开"诗句，都形容蜡梅凌寒开放、飘香如故的特点。蜡梅除了其观赏价值外，亦可食用。在古代就有用作菜肴或点心的历史。《救荒本草》记载蜡梅花"味甘，微苦，采花炸熟，水浸淘净，油盐调食"。

蜡梅 *Chimonanthus praecox*（L.）Link 为蜡梅科蜡梅属落叶丛生灌木，以花蕾、根、根皮入药。冬末春初采收花蕾；根、根皮四季可采，烤干或晒干。《全国中草药汇编》中载其花蕾味辛，性凉，具有解暑生津、开胃散郁、止咳的功效；其根、根皮味辛，性温，具有祛风、解毒、止血的功效。

竹

竹，又名竹子，品种繁多，有毛竹、麻竹、箭竹等。多年生禾本科竹亚科植物，茎多为木质，也有草本，英文名 bambusoideae（bambusaceae 或 bamboo），原产于中国，盛产于热带、亚热带和温带地区，在热带、亚热带地区，东亚、东南亚、印度洋及太平洋岛屿上分布最集中，种类很多，有的低矮似草，有的高如大树，生长迅速，是世界上长得最快的植物。目前，我国常见的有淡竹、苦竹、刚竹、毛竹等。竹既可食用，又可药用，用于食物则取其笋，如《尔雅》中的"笋，竹萌也，可以为菜肴"，《齐民要术》记载"二月食淡竹笋，四五月食苦竹笋"；竹的药用可以至少追溯到西汉时期，如《五十二病方》中有"取秋竹煮之，而以气熏其痔已"，据记载，竹的药用部位有竹叶、竹沥、竹实、竹茹、竹菌、竹根、竹笋、竹青、竹叶心，而"竹叶"一药最早记载于《神农本草经》。《本草纲目》以前的本草中所记载的"淡竹叶"实为淡竹之叶，相当于现在的竹叶，现在所用淡竹叶则首载于《本草纲目》"淡竹叶气味辛平，大寒，无毒"，又名碎骨子、山鸡米、金鸡米、迷身草。

竹汁始载于《本草经集注》，又名竹沥，为淡竹的茎用火烤灼而流出的液汁。《名医别录》记载"疗暴中风风痹，胸中大热，止烦闷"。《药性论》载"治卒中风失音不语"。《本草拾遗》曰其治疗"久渴心烦"。《本草纲目》载"治子冒风痉，解射罔毒"，用于治中风痰迷、肺热痰壅、惊风、癫痫、壮热烦渴、子烦、破伤风等症。

由于竹纤维具有良好的透气性、吸水性、耐磨性等特性，可以制作成各种家具或工艺品；竹笋、竹米、竹鞭均可食用或入药，有较高的经济价值。竹生长周期短，四季常青，也可以作为城市绿化植物。竹枝杆挺拔修长，四季青翠，傲雪凌霜，与梅、兰、菊并称为"花中四君子"，与梅、松并称为"岁寒三友"，司马迁言"竹外有节礼，中直虚空"，白居易曰"水能性淡是吾友，竹解心虚即吾师"，均以竹来形容人的良好品格。

淡竹叶 *Lophatherum gracile* Brongn. 为禾本科刚竹属多年生大型草本植物，叶入药，名淡竹叶。根据《中国药典》记载，其味甘、淡，性寒，归心、胃、小肠经，具有清热泻火、除烦止渴、利尿通淋之功效。以青秆竹 *Bambusa tuldoides* Munro、大头典竹 *Sinocalamus beecheyanus*（Munro）McClure var.Pubescens P.F.Li 或淡竹 *Phyllostachys nigra*（Lodd.）Munro var.henonis（Mitf.）Stapf ex Rendle 的茎秆的干燥中间层入药为竹茹，味甘，性微寒，归肺、胃、心、胆经，具有清热化痰、除烦、止呕的功效。根据《中华本草》记载，竹沥味甘，性凉，归心、肝、肺三经，具有清热滑痰、镇惊利窍的功效。

银　杏

银杏是世界上最古老的活化石植物，据考古发现，银杏早在几亿年前就出现在地球上。银杏寿命可达 3000 年以上，属裸子植物银杏门唯一现存物种，和它同门的所有其他物种都已灭绝，因此被称为"活化石"。银杏原产于我国，现广泛种植于全世界。银杏树形优美，春夏季叶色嫩绿，秋季变成黄色，颇为美观，可作庭园树及行道树。其名最早见于西汉时期的辞赋家司马相如的《上林赋》。白果为银杏的干燥成熟种子，作为传统中药，最早以"银杏"之名收录于《绍兴本草》，为治疗咳喘痰多之要药，而"白果"之名首次出现在李杲《食物本草》一书中。李时珍在《本草纲目》中也沿用了白果一说，曰："原生江南，叶似鸭掌，因名鸭脚。宋初始入贡，改呼银杏，因其形小似小杏，而核色白也，今名白果。"银杏别名"公孙树"，其名起源为"公植树而孙得食"，"公孙"具有长寿之意，人们将银杏作为长寿的象征。唐代诗人王维曾作诗咏曰："文杏栽为梁，香茅结为宇，不知栋里云，去做人间雨。"宋代大诗词家苏东坡有诗赞曰："四壁峰山，满目清秀如画。一树擎天，圈圈点点文章。"

银杏 *Ginkgo biloba* L. 为银杏科银杏属落叶乔木，种子和叶入药分别名白果和银杏叶。根据《中国药典》记载，银杏叶味甘、苦、涩，性平，归心、肺经，具有活血化瘀、通络止痛、敛肺平喘、化浊降脂的功效；根据《中华本草》记载白果味甘、苦、涩，性平，有毒，归肺、肾经，具有敛肺定喘、止带缩尿的功效。

海　棠

海棠是苹果属（*Malus*）多种植物和木瓜属（*Chaenomeles*）多种植物的统称，在我国常用于庭院绿化，其枝干遒劲，具有中国传统的古朴之美，各地习见栽培。海棠作为重要的观赏花木，起源于中国，是我国特有植物，栽培历史悠久。先秦时期文献中就有记载。我国海棠品种资源丰富，是世界苹果属植物种数和特有种数最多的地区，18世纪传入欧美国家。现代园林中的海棠多为栽培品种，种类繁多，统称观赏海棠，其品种达700多个。海棠的园艺变种一般有粉红色重瓣者和白色重瓣者，其中许多是著名的观赏植物，如西府海棠、垂丝海棠、贴梗海棠和木瓜海棠，习称"海棠四品"，是重要的温带观花树木。每年七八月份，海棠果实多成簇垂挂在枝条上，玲珑剔透，晶亮的红色鲜艳欲滴，在夏季是很好的观果树种。海棠果又名琼崖海棠树、君子树、海棠木、胡桐、呀拉菩、八棱海棠、大八棱等，有健脾止泻和生津止渴的功效。海棠浑身是宝，其果、花、根、种子、枝干都具有一定的功效和作用。海棠果可以食用，营养价值丰富；海棠的花朵颜色艳丽、姿态优美，观赏价值高，是我国著名的观赏树种之一；海棠种子的含油量高，榨油后供工业和医药等使用；另外，海棠树的木材质地坚硬且耐磨损，可以作为船、农具、家具等制作原材料。海棠花姿潇洒，花开似锦，自古以来是雅俗共赏的名花，素有"花中神仙""花贵妃""花尊贵"之称，海棠素有"国艳"之誉。陆游诗云"虽艳无俗姿，太皇真富贵"，形容海棠艳美高雅；"猩红鹦绿极天巧，叠萼重跗眩朝日"，形容海棠花鲜艳的红花绿叶及花朵繁茂与朝日争辉的形象。

贴梗海棠 *Chaenomeles speciosa*（Sweet）Nakai 为蔷薇科木瓜属的灌木或小乔木，果实可入药为木瓜。根据《中国药典》记载，其味酸，性温，归肝、脾经，具有舒筋活络、和胃化湿的功效。

紫　薇

"紫薇开最久，烂漫十旬期，夏日逾秋序，新花继故枝。"紫薇原产于中国，至今已有多年的栽培历史，主产于我国广西、广东、福建、台湾等省。由于它的花色艳丽，花期长达3个月之久，形色俱佳，素有"满堂红""百日红"之称。杨万里诗云"谁道花无红百日，紫薇长放半年花"，也是赞其花期之久。紫薇树身表皮脱落以后，树干显得新鲜而光滑，如果人们轻轻抚摸一下会立即枝叶摇动，浑身颤抖，故紫薇又有"无皮树""猴刺脱""痒痒树""痒痒花"之称。

紫薇最早记载于东晋时期王嘉所著的《拾遗记》，"至元熙元年，太史令高堂忠奏荧惑犯紫微，若不早避，当无洛阳。及诏内外四方及京邑诸宫观林卫之内，及民间园圃，皆植紫薇"。紫薇作为本草，名曰紫荆，最早出现在唐代的《本草拾遗》，"树似黄荆，叶小无桠。夏秋子熟，正圆如小珠"。《本草纲目》记载，紫薇皮、木、花均可入药，有活血通经、止痛、消肿、解毒等作用。

紫薇的名字来源和北极星有关，北极星又名紫微星，星象学中被称为"万星之主"，具有"天宫赐福"的寓意，代表着尊贵和福祉。因紫薇又有"官样花"之名，民间便有谚语"门前种株紫薇花，家中富贵又荣华"，以紫薇花象征了富贵繁华之意。

紫薇 *Lagerstroemia indica* L. 为千屈菜科紫薇属的落叶小乔木或灌木，花、根、树皮均可入药。根据《全国中草药汇编》记载以根皮入药，紫薇皮味微苦，性微寒，归肝、大肠经，具有清热利湿、活血止血、止痛的功效。

【思考题】

1. 除了本章节所提到的这些景观植物，还有哪些本草可以作为景观植物?

2. 作为景观植物的本草，都具有何特点?

3. 本章所介绍的景观植物，哪些属于药食同源植物?

第七章 本草的农耕文化 ▷▷▷▷

　　农耕文化是以农业生产为中心而形成的一种民俗文化，包括农事、农艺、农俗、农时、农历等，是中国存在最为广泛的文化类型。二十四节气是中国古代农耕文明的产物，用于指导农业生产，是日常和文化生活的重要时间划分。其制定是以黄河中下游地区的天象、气温、降水和物候的持续变化为基准，表达了人与自然宇宙之间独特的时间观念，蕴含着中华民族悠久的文化内涵和历史积淀。二十四节气不仅在农业生产方面起着指导作用，同时还影响着古人的衣食住行。中医认为，根据不同节气饮食的选择有助于身体健康的文化饮食观念深入人心。当博大精深的本草文化遇上凝聚古人智慧的二十四节气，会有怎么样的文化盛宴呢？

枸　杞

　　枸杞入药始载于《神农本草经》"主五内邪气，热中消渴，周痹。久服坚筋骨，轻身不老"，列为上品。历代文献如《名医别录》《本草图经》《本草衍义》《本草纲目》中对枸杞植物的形态、产地、采收、加工、炮制、配伍、功效应用等方面都有详细记载。枸杞始见于中国两千多年前的《诗经》，在《诗经·湛露》篇中记载"湛湛露斯，在彼枸杞，显允君子，莫不令德"，以枸杞作比喻，颂扬君子的高贵与德行。《本草纲目》中对其名字作出详细解释："枸、杞二树名。此物棘如枸之刺，茎如杞之条，故兼名之。"枸杞生刺的特征如枸，而茎条形如杞柳，故名之。

　　枸杞在中国的栽培、基原和产地的记载历史悠久。枸杞的产区历经多次变迁，汉魏时期产于常山、堂邑等中原地区；而自唐代起提出甘州为枸杞的道地产区，唐代孙思邈所著《千金翼方》记载枸杞"取甘州者为真"；宋元明清主流本草均认可陕甘地区所产枸杞品质优良，明代《本草蒙筌》载"近道田侧俱有，甘肃州（并属陕西）者独佳"；至清代《中卫县志》记载"宁安一带家种杞园，各省入药甘枸杞皆宁产也"，由于口味、产量、经济等原因，枸杞的道地产区开始由甘肃向宁夏迁移，直至清代中晚期，宁夏取代甘肃成为枸杞最优产区为医家所认可，确立了宁夏枸杞的道地地位。地骨皮为枸杞根皮，在古代文献中常载于枸杞条下。战国时期《五十二病方》记载的"杞本"的入药部位已接近地骨皮；东汉《神农本草经》则以"地骨"为枸杞之别名；南北朝《雷公炮炙论》中收载了枸杞根的炮制方法，至宋代《宝庆本草折衷》首次"新分地骨皮"。

　　"立，始建也。春气始而建立也。"立春是二十四节气中的第一个节气，于每年公历2月3～5日交节，表示春季开始。立春时节，阳气初发，万物始生。中医学认为，春属木，与肝相应。顺应二十四节气养生也是遵循中医的"天人合一"理念。因此，立春养生药膳可选用有柔肝养肝、疏肝理气功效之品，而枸杞是一种营养丰富的中药材，具有补肝肾、益精血、明目等功效，可以起到滋补身体的作用，帮助人们迎接春季的到来。

枸杞 *Lycium barbarum* L. 为茄科枸杞属多年生木本植物，果实入药名枸杞子，根皮入药名地骨皮。按照《中国药典》记载，枸杞子味甘，性平，归肝、肾经，具有滋补肝肾、益精明目的功效；地骨皮味甘，性寒，归肺、肝、肾经，具有凉血除蒸、清肺降火的功效。

大　枣

大枣始载于《神农本草经》，"主心腹邪气，安中，养脾，助十二经，平胃气，通九窍，补少气少津液，身中不足，大惊，四肢重，和百药。久服轻身长年。生平泽"，列为上品，历代文献如《名医别录》《本草经集注》《本草图经》《本草衍义》《本草纲目》中对大枣植物的形态、产地、采收、加工、炮制、配伍、功效应用等方面都详细记载。大枣的名字来源于其外形和特点，果实较大、呈椭圆形或圆形、肉质厚实、种子较小。除此之外，古代文献中大枣还有一个别名"棗（zǎo）"。据考证，"棗"字最早出现在《诗经》中，其意为"大枣"。在古代，大枣被视为一种珍贵的水果，常被用作贡品，甚至被视为一种象征性的礼品。因此，大枣的名字和别名都与其珍贵、营养丰富、药用价值高等特点有关。

大枣在中国的使用历史悠久。唐代《食疗本草》载"第一青州，次蒲州者好。诸处不堪入药"，提到青州（今山东）大枣最好，其次是蒲州（今山西），别处大枣品质不佳。宋代《本草衍义》载"大枣，今先青州，次晋州，此二等，可晒曝入药，益脾胃，为佳，余只可充食用"，确立了山东和山西大枣的道地地位。

"好雨知时节，当春乃发生。"雨水节气是二十四节气中的第二个节气，于每年公历 2 月 18 ～ 20 日交节。雨水节气气温渐回暖，气候阴冷且地湿之气渐升，春雨频繁。因此雨水节气养生重在调养脾胃、祛寒除湿。大枣能补脾胃、益气血、调理心脾。

枣 *Ziziphus jujuba* Mill. 为鼠李科枣属落叶小乔木，果实入药。按照《中国药典》记载，大枣味甘，性温，归脾、胃、心经，具有补中益气、养血安神的功效。

枇杷叶（枇杷）

枇杷叶始载于《名医别录》"治卒噎不止，下气"，列为中品，历代文献如《本草图经》《本草衍义》《本草纲目》中对枇杷植物的形态、产地、采收、加工、炮制、配伍、功效应用等方面都详细记载。枇杷的名字来源于其叶的形状和果实的颜色与古代的琵琶乐器相似。寇宗奭在《本草衍义》中云"其叶形似琵琶，故名"。而据东汉刘熙《释名·释乐器》记载，乐器琵琶亦名枇杷："枇杷，本出于胡中，马上所鼓也。推手前为枇，引手却为杷……引以为名也。"后字形分化，"枇杷"特指果类枇杷，而乐器则变为

"琵琶"，枇杷之名由此而来。

枇杷在中国的使用历史悠久。虽然异名和别名众多，但历代本草中均以枇杷为正名。对枇杷原植物最早的描述在唐代《新修本草》，"树高丈余，叶大如驴耳，背有黄毛。子梂生如小李，黄色，味甘、酸。核大如小栗，皮肉薄。冬花春实，四月、五月熟，凌冬不凋"。枇杷现今入药部位多为叶，而本草古籍记载其果实、核、花、木白皮及根均有重要的药用价值。枇杷果实入药的最早记载见于唐代《食疗本草》"枇杷，温。利五脏，久食易发热黄。子，食之润肺，热上焦"。古籍中对于枇杷花的使用较少，仅见《本草纲目》："花主治头风，鼻流清涕。辛夷等分研末，酒服二钱，日二服。"《本经逢原》："枇杷其核大寒，伐肝脾。"《本草蒙筌》记载木白皮"止吐逆，不下食"。《民间常用草药汇编》载："枇杷根有下乳，镇痛之功。"

"微雨众卉新，一雷惊蛰始。"惊蛰，又名"启蛰"是二十四节气中的第三个节气，于每年公历 3 月 5～6 日交节。时至惊蛰，阳气上升、气温回暖、春雷乍动、雨水增多，万物生机盎然。惊蛰意为自然生物受节律变化影响而出现萌发生长。然而在惊蛰节气时，气候多变，温度起伏较大，乍暖还寒，气候干燥，容易使人口舌干燥，引发感冒、咳嗽等呼吸系统疾患。因此，惊蛰节气养生重在清肺止咳、健脾补肾。枇杷叶是一种常见的中药材，具有清热化痰、润肺止咳的功效，常被用于治疗咳嗽、咽喉疼痛等症。因此，在惊蛰节气里，适量饮用枇杷叶茶可以起到预防感冒咳嗽的作用，同时还可以清热解毒、润肺止咳，帮助身体适应气温的变化。

枇杷 *Eriobotrya japonica*（Thunb.）Lindl. 为蔷薇科枇杷属常绿乔木，叶入药，名枇杷叶。据《中国药典》记载，枇杷叶味苦，性微寒，归肺、胃经，具有清肺止咳、降逆止呕的功效。

百　合

百合始载于《神农本草经》"主邪气腹张心痛，利大小便，补中益气。生川谷"，列为中品。历代文献如《名医别录》《本草经集注》《新修本草》《本草图经》《本草衍义》《本草纲目》中对百合植物的形态、产地、采收、加工、炮制、配伍、功效应用等方面都有详细记载。

"百合"名称的由来与植物形态有关，它的鳞茎由众瓣合成，故名百合。

百合在中国的使用历史悠久。历代本草文献以品种、味道、产地和功效等来区别百合的品质。《本草图经》更为详细地记录了当时所使用药用百合的植物形态，曰："春生苗，高数尺，秆粗如箭；四面有叶如鸡距，又似柳叶，青色，叶近茎微紫，茎端碧白；四、五月开红白花，如石榴觜而大；根如葫蒜重叠，生二三十瓣。二月、八月采根，曝干。人亦蒸食之，甚益气。"

"春分雨脚落声微，柳岸斜风带客归。"春分是二十四节气中的第四个节气，于每年公历 3 月 19～22 日交节。"春分者，阴阳相半也"，春分节气平分了昼夜、寒暑，因此在养生保健时应注意保持人体阴阳平衡。春分时节养生适宜选用润肺止咳、安神镇静的百合。

百合 *Lilium brownii* F.B.Brown var.*viridulum* Baker 为百合科百合属植物，鳞叶入药（彩图 7-1）。按照《中国药典》记载，百合味甘，性寒，归心、肺经，具有养阴润肺、清心安神的功效。

银　耳

银耳始载于《神农本草经》，"清肺热，济肾燥、强心神、益气血"，列为上品。历代文献如《名医别录》《本草经集注》《新修本草》《本草品汇精要》《本草纲目》中对该植物的形态、产地、采收、加工、炮制、配伍、功效应用等方面都有详细记载。银耳是长于枯木上的胶质真菌，因其色白如银，外形酷似人的耳朵而得名。

银耳在中国的使用历史悠久。《神农本草经》载有"五木耳"。《名医别录》曰："生犍为山谷，六月多雨时采，即暴干。"《本草经集注》云："此云五木耳而不显四者是何木，按老桑树生燥耳，有黄者、赤、白者，又多雨时亦生，软湿者入采以作俎。"《新修本草》所载五木耳是指生于楮、槐、榆、柳、桑五种树上之木耳。《本草品汇精要》言木耳有"黄、白、黑"色。据古代本草所描述的木耳颜色及其中软者可食之特点，当包括银耳科银耳属和木耳科木耳属。

"清明时节雨纷纷，路上行人欲断魂。"清明是二十四节气中的第五个节气，每年公历 4 月 4～6 日交节，清明时节正是冷暖空气交替相遇之际。因此，清明养生可服用银耳，银耳性平无毒，能滋阴润肺、益阴柔肝。

银耳 *Tremella fuciformis* Berk. 为银耳科银耳属真菌，子实体入药。按照《中华本草》记载，味甘淡，性平，归肺、胃、肾经，具有滋补生津、润肺养胃的功效。

薏苡仁

薏苡仁最早见于《山海经》，"昆仑之虚……上有木禾"，"木禾"指的是"薏苡仁"。"薏苡仁"这个名称于东汉的《神农本草经》中首次出现。《本草图经》描述薏苡仁的形态像稍长的珠子，又称它为"意珠子"。后世本草著作如《本草经集注》《新修本草》《本草图经》《本草纲目》等对薏苡仁的原植物形态、产地、采收、炮制、功效、临床应用等方面都有详细记载。《后汉书》载："援在交址，常饵薏苡实，用能轻身省欲，以胜瘴气。"马援在作战时用薏苡仁缓解病痛，并在凯旋之时带回了一车薏苡仁。马援为人耿直，从不与奸佞为伍，便得罪了不少人。他去世后，因薏苡仁形似珍珠，奸人便借此上奏光武帝，称马援在交趾搜刮了无数珍宝，以此手段破坏马援的名声，其家人数次申冤，才得清白。马援原以薏苡仁为养生之用，却不幸被有心人陷害，后来"马援薏苡"的典故被引申为易被误解和受伤害的行为。宋代的司马光和苏轼都曾经以"薏苡"为题，表达了宦海沉浮的心境。司马光称薏苡是产自岭南的上佳果实，并为马援受到不公待遇而鸣不平，苏轼也称赞了薏苡仁去除瘴气的疗效，他还欣赏薏苡仁的饱满以及做成食物时的清香，赞美南国山川的草木，表现了他乐观旷达的积极人生态度。

薏苡仁作为历史悠久的中药，在传统医书中存在了两千年。在《本草经集注》中将薏苡仁比作"真珠"。宋代《本草图经》详细描写了其外观"春生苗，茎高三四尺；叶如黍；开红白花作穗子；五月、六月结实，青白色"，与今《中国植物志》中"秆高1～1.5米，叶片宽大开展"的描述相符。《神农本草经》描述薏苡仁"生真定"，真定位于现在的河北省石家庄市的正定县。《后汉书》中提道"援在交趾，常饵薏苡实，用能轻身省欲以胜瘴"，经考察，交趾位于现在的越南北部。苏颂在《本草图经》中记录"生真定平泽及田野今所在有之"，说明到了宋代薏苡仁开始广泛种植。

"独惭出谷雨，未变暖天风。"谷雨，是二十四节气中的第六个节气，于每年公历4月19～21日交节，也是春季的最后一个节气。此时，寒潮天气基本结束，气温回升加快，降水明显增加，春雨绵绵，有利于谷物生长。谷雨时节湿邪为患，人们很容易出现食欲不佳、身体困重、头重、关节肌肉酸重等不适。因此，谷雨时节养生要预防湿邪侵入人体，薏苡仁具有健脾利湿、除痹止泻、清热排脓之功，为祛湿良药。

薏苡 *Coix lacryma-jobi L.var.ma-yuen*（Roman.）Stapf 为禾本科薏苡属一年生草本植物，种仁入药。按照《中国药典》记载，薏苡仁味甘、淡，性凉，归脾、胃、肺经，具有利水渗湿、健脾止泻、除痹、排脓、解毒散结的功效。

莲　子

莲子始载于《神农本草经》，"主补中，养神，益气力"，列为上品，历代文献如《名医别录》《李当之药对》《本草经集注》《本草图经》《本草纲目》中对莲的形态、产地、采收、加工、炮制、配伍、功效应用等方面都有详细记载。相传古时有一位夫人，因为心火旺、思虑多，而导致整宿睡不着觉，很是苦恼，吃很多药也不见好。有一天，她遇到一个道姑，聊起她的病，那道姑笑了笑，随手一指旁边水塘里的荷花，说其果可治她的病。于是那夫人便从水塘中找到莲蓬，取出莲子，熬成汤喝下，没想到真的治愈了，从此后，莲子汤去心火的功效便流传下来了。

"别院深深夏席清，石榴开遍透帘明。"立夏，是二十四节气中的第七个节气，于每年公历5月5～7日交节，也是夏季的第一个节气，代表着夏季的正式开始。人体五脏之中的心脏与夏季相应，所以夏季人们当以养心为主。立夏后气温渐热，心脏的工作强度也日渐增大，因此进食养心安神的莲子最佳。

莲 *Nelumbo nucifera* Gaertn. 为睡莲科莲花属多年生草本植物，种子入药。按照《中国药典》记载，莲子味甘、涩，性平，归脾、肾、心经，具有补脾止泻、止带、益肾涩精、养心安神的功效。

薄　荷

薄荷古原名"荷"，以之作蔬。作为中药始载于唐代《新修本草》，历代文献如《本草图经》《本草衍义》《本草纲目》中对薄荷的形态、产地、采收、加工、炮制、配伍、功效应用等方面都有详细记载。薄荷的名字来源于拉丁语 *mentha piperita*，意思是辣椒薄荷，其中 *mentha* 是薄荷属的名称，*piperita* 则是拉丁语中辣椒的意思。这是因为薄荷的味道辛辣清凉，有时候会让人感到有像吃了一些辣椒一样的刺激感。另外，薄荷在欧洲古代也有"神圣的草药"之称，被认为有清凉解暑、驱邪避瘟等功效。

薄荷在中国的使用历史悠久。唐代以前没有薄荷的产地记载。《本草图经》记载"旧不著所出州土，而今处处有之"。《宝庆本草折衷》提及薄荷三组产地：南京和岳州、吴中、江浙间。道地产区为江苏苏州、河南商丘和湖南岳阳。明代《本草品汇精要》明确指出了薄荷的道地性，曰"旧不著所出本州土，江浙处处有之"。《本草纲目》："今人药用，多以苏州者为胜……入药以苏产为胜。"宋代薄荷已被广泛栽培。宋明时期，江苏苏州、河南商丘和湖南岳阳为薄荷药材的道地产区。清代《本草利害》记载薄荷"处处有之，苏产为盛"。2002 年版《新编中药志》记载"薄荷生于河旁、沟旁、路边、小溪边及山野湿地。全国各地普遍分布。主产于河南、江苏、安徽及江西省，大面积栽培，江苏省为薄荷主要产区"，确立了江苏省薄荷的道地地位。

"小满天逐热，温风沐麦圆。"小满是二十四节气中的第八个节气，于每年公历 5 月 20～22 日交节，是夏季的第二个节气。在小满节气，气温逐渐升高，降水量也逐渐减少，农作物开始进入生长旺盛期。小满节气薄荷开始生长苗壮，进入采摘期。这个时节是皮肤病的高发期，可使用清热解毒、透疹、清凉解暑的薄荷泡水防治皮肤病。

薄荷 *Mentha haplocalyx* Briq. 为唇形科薄荷属多年生草本植物，地上部分入药（彩图 7–2）。按照《中国药典》记载，薄荷味辛、性凉，归肺、肝经，具有疏散风热、清利头目、利咽、透疹、疏肝行气的功效。

淡竹叶

淡竹叶始载于《本草纲目》"去烦热，利小便，消心"。历代文献如《本草纲目》《本草备要》《本草从新》中对淡竹叶的形态、产地、采收、加工、炮制、配伍、功效应用等方面都详细记载。《本草纲目》言："竹叶，象形。以叶象竹而味淡，故名淡竹叶。"

淡竹叶在中国的使用历史悠久。从《神农本草经》至《名医别录》问世之前，药用竹叶均无分类，泛称竹叶。南北朝始有竹叶、淡竹叶、苦竹叶的分类记载。禾亚科的淡竹叶始载于《本草纲目》。南北朝至明代的本草著作中淡竹叶指的是竹亚科的竹叶，并非现用的淡竹叶。竹叶和淡竹叶为两种同科不同种的中药，各自的性味、归经不同，临床功效也不尽相同。

"时雨及芒种，四野皆插秧。"芒种是二十四节气中的第九个节气，于每年公历 6 月 5～7 日交节，是夏季的第三个节气。芒种节气，气温逐渐升高，降雨也逐渐增多，对农作物的生长非常有利。此时正是淡竹叶的采摘季节，淡竹叶的品质也因此达到了最佳状态。芒种节气饮食应以清淡为主，淡竹叶色泽翠绿，清香怡人，口感鲜爽回甘，有清热除烦、解暑、利尿通淋、提神醒脑等功效，此时服用最为相宜。因此，淡竹叶与芒种节气之间有着紧密的联系。

竹叶 *Lophatherum gracile* Brongn. 为禾本科淡竹叶属多年生草本植物，茎叶入药。按照《中国药典》记载，淡竹叶味甘、淡，性寒，归心、胃、小肠经，具有清热泻火、除烦止渴、利尿通淋的功效。

黄 芪

黄芪始载于《神农本草经》，言其"味甘，微温。治痈疽、久败疮，排脓止痛，大风癞疾，五痔鼠瘘，补虚，小儿百病。一名戴糁。生山谷"，列为上品。历代文献《名医别录》《本草经集注》《新修本草》《本草图经》《本草纲目》中对黄芪的形态、产地、采收、加工、炮制、配伍、功效应用等方面都有详细记载。黄芪的名字来源于它的形态和药用特点。黄芪的"黄"指的是它的根部呈黄色，而"芪"指的是补益气血的药物。因此，黄芪的名字可以解释为"具有补益气血功效的黄色根药"。另据考证，黄芪的名称还有一种解释。在古代，人们将黄芪视为一种神奇的灵草，认为它具有调节人体阴阳平衡、增强体力、延缓衰老等功效，可以保持人体健康长寿。因此，人们也将黄芪称为"黄帝之芪"，以示尊敬和赞扬。这也是黄芪在中药学和中国文化中重要地位的来源之一。

黄芪在中国的使用历史悠久。唐代《新修本草》最先提及黄芪原植物形态："此物，叶似羊齿，或如蒺藜，独茎或作丛生。今出原州及华原者最良，蜀汉不复采用之。"清代吴其濬在《植物名实图考》中最早提及内蒙古产黄芪："黄芪，有数种，山西、蒙古产者最佳，滇产性泻，不入用。"民国以后黄芪产地扩大至东三省，因对药材需求增加，出现了多个黄芪产区，至今仍以山西、陕西、甘肃、内蒙古所出黄芪为佳。

"东边日出西边雨，道是无晴却有晴。"夏至，是二十四节气中的第十个节气，于每年公历 6 月 20～22 日交节，是夏季的第四个节气，是北半球一年中白天最长、夜晚最短的时期。夏至节气，太阳直射地面的时间最长，人体出汗较多，容易出现中暑、疲劳等情况。此时，人们可适当食用清凉解暑之品，如黄瓜、西瓜等，同时可服用黄芪补气固表。

蒙古黄芪 *Astragalus membranaceus*（Fisch.）Bge.var.mongholicus（Bge.）Hsiao 或膜荚黄芪 *Astragalus membranaceus*（Fisch.）Bge. 为豆科黄耆属多年生草本植物，根入药，名黄芪。按照《中国药典》记载，黄芪味甘，性微温，归肺、脾经，具有补气升阳、固表止汗、利水消肿、生津养血、行滞通痹、托毒排脓、敛疮生肌的功效。

太子参

太子参始载于《本草从新》，言其"虽甚细如参条，短紧结实，而有芦纹，其力不下大参"。太子参的名字来源于它的药用特点和传说故事。据说，太子参最早是由唐代的一位太子发现的，他在一次狩猎途中，看到了一只虎在食用一种根茎植物，并观察到这只虎的身体非常健康。于是太子便尝试采集这种根茎植物，并闻到它的香气后，认为它具有药用价值，于是就开始研究其药用功效。

太子参是中国传统补益中药材之一，主要含有挥发油、多糖、环肽、生物碱、皂苷、酚类等成分，兼具药用和食疗功效。

"倏忽温风至，因循小暑来。"小暑是二十四节气中的第十一个节气，于每年公历 7 月 6～8 日交节，是夏季的第五个节气，是一年中气温渐热、暑气开始积聚的时期。时当小暑之季，气候炎热，应注意防暑降温，饮食宜清淡、调养心脾，可以用具有益气健脾、生津润肺之功效的太子参等食材泡水或煲汤。

孩儿参 *Pseudostellaria heterophylla*（Miq.）Pax ex Pax et Hoffm. 为石竹科孩儿参属草本植物，块根入药，名太子参。按照《中国药典》记载，太子参味甘、微苦，性平，归脾、肺经，具有益气健脾、生津润肺的功效。

五味子

五味子始载于《神农本草经》，言其"主益气，咳逆上气，劳伤羸瘦，补不足，强阴，益男子精"，列为上品。历代文献《名医别录》《本草经集注》《新修本草》《蜀本草》《本草图经》《本草纲目》中对五味子的形态、产地、采收、加工、炮制、配伍、功效应用等方面都有详细记载。五味子的名字来源于它的味道和药用特点。五味子具有包括酸、甘、苦、辛、咸五种味道，因此得名五味子。

五味子在中国的使用历史悠久。古代本草典籍中，南五味子和北五味子同作药用"五味子"，产区较多，且在基原物种方面记载不统一，至明代，本草典籍中开始以"南产者""北产者"来区分两种五味子，清代也多循此说，但未将二者区分成两种药材使用。本草文献中有以二者种子形态来区别，《本草经集注》载"核并似猪肾（高丽），与高丽产相比'核形不相似'（建平）"，《本草蒙筌》言其"核扁红俨若猪肾"，《本草崇原》记载"核圆"，其中"核"即指种子，表明南五味子与北五味子在种子的形态有所差别，北五味子种子更像"猪肾"，而南五味子种子"圆"。

"大暑运金气，荆扬不知秋。"大暑是二十四节气中的第十二个节气，于每年公历 7 月 22～24 日交节，是夏季的最后一个节气，是一年中气温最高、天气最炎热的时期。大暑节气正值"三伏天"里的"中伏"前后，极易伤津耗气，人们容易出现口干舌燥、失眠等情况。因此在大暑节气，可多食用生津止渴的五味子。

五味子 *Schisandra chinensis*（*Turcz.*）Baill. 为木兰科五味子属落叶木质藤本，果实入药，名五味子。按照《中国药典》记载，五味子味酸、甘，性温，归肺、心、肾经，具有收敛固涩、益气生津、补肾宁心的功效。

旋覆花

旋覆花始载于《神农本草经》，"主结气，胁下满，惊悸。除水，去五脏间寒热，补中，下气"，列为下品，历代文献《名医别录》《本草经集注》《蜀本草》《本草图经》《本草衍义》《本草纲目》中对旋覆花的形态、产地、采收、加工、炮制、配伍、功效应用等方面都有详细记载。旋覆花的名字源于它的花色及形状。旋覆花的花冠呈漏斗形，花色多为白色或淡黄色，花朵开放时呈现出一种优美的旋转姿态，因此得名旋覆花。

旋覆花在中国的使用历史悠久。其采收时间历代本草著作记载各不相同，《名医别录》曰"五月采花"，臣禹锡等谨按蜀本图经云"六月至九月采花"，《本草图经》载"七月、八月采花"，虽然采收时间不同，但均在旋覆花的花期范围内。

"秋风吹雨过南楼，一夜新凉是立秋。"立秋，是二十四节气中的第十三个节气，在每年公历 8 月 7～9 日交节，处于三伏中的"中伏"，是秋季的第一个节气，是一年中气温开始渐凉、秋意渐起的时期。此气候仍受到大暑的余波影响要注意清热润肺、助阳气收敛，适当多食酸味、具有沉降之性的药物，如旋覆花。

旋覆花 Inula japonica Thunb. 为菊科旋覆花属多年生草本植物，花序入药。按照《中国药典》记载，旋覆花味苦、辛、咸，性微温，归肺、脾、胃、大肠经，具有降气、消痰、行水、止呕的功效。

南沙参

南沙参，原名沙参，始载于《神农本草经》，言其"主积血惊气，除寒热，补中益肺气"，列为上品。南北朝《本草经集注》中将沙参与人参、玄参、丹参、苦参并称为五参，并有"其形不尽相类，而主治颇同，故皆有参名"之说。明代李时珍在《本草纲目》中记载："沙参，白色，宜于沙地，故名。"

南沙参在中国的使用历史悠久。古代本草对南沙参植物形态的描述始于唐代，《新修本草》中记载沙参为"今出近道，丛生，叶似枸杞，根白实者佳"。自宋代起对沙参的形态记载日益详细，书中出现两种形态完全不同的"沙参"，《本草图经》中记载沙参曰："叶似枸杞而有义牙，七月间紫花；根如葵根，筋许大，赤黄色，中正白实者佳。南土生者，叶有细有大，花白。"直至清代，张璐首次在《本经逢原》中明确了沙参有南北之分，"沙参有南北二种，北者质坚性寒；南者体虚力微，功同北沙参，而力稍逊。其南沙参形如桔梗，而中空松，味淡微甘"，结束了南北沙参混用的历史。

"暑将退，伏而潜处，故名也"。处暑是二十四节气中的第十四个节气，于每年公历 8 月 22～24 日交节，是秋季的第二个节气，处暑正处在由热转凉的交替的时期。处暑以后，秋意始现，空气相对干燥，但夏季余热仍然缠绕地表，故此时温燥伤人较易。在饮食上应顺应肺脏的清肃之性，可使用具有润燥益气、滋阴清热之品，保肺防病为重点，如南沙参、石斛等。

南沙参为桔梗科沙参属多年生草本植物，根入药。轮叶沙参 Adenophora tetraphylla（Thunb.）Fisch. 或沙参 Adenophora stricta Miq. 均可入药。按照《中国药典》记载，南沙参味甘，性微寒，归肺、胃经，具有养阴清肺、益胃生津、化痰、益气的功效。

西洋参

西洋参始载于《本草纲目拾遗》，曰："洋参似辽参之白皮泡丁，味类人参，惟性寒，宜糯米饭上蒸用。甘苦，补阴退热。"历代文献《本草纲目拾遗》《增订伪药条辨》《本草从新》《医学衷中参西录》《本草求原》中对西洋参的形态、产地、采收、加工、炮制、配伍、功效应用等方面都有详细记载。西洋参的名字来源于它的产地和特点。西洋参原产于美国和加拿大，因此被称为"西洋参"。西洋参与中国的人参虽然名称相似，但实际上是两种不同的植物，它们的产地、形态、药性等方面都有所不同。西洋参又因为其具有滋阴润燥、补益气血等功效，被广泛用于中医养生和保健领域，因此也被称为"西洋人参"。

西洋参在我国的使用历史较长，从清代19世纪70年代起，我国开始引进并栽培西洋参，目前已形成东北三省、陕西汉中、山东威海和北京怀柔四大主要种植区。

阴气渐重，凝而为露。白露是二十四节气中的第十五个节气，于每年公历9月7～9日交节，也是秋季的第三个节气。白露之成形，是为阳热入土，土中阴液向上散布，遇凉气则聚而成形，故早晚见露。白露则是秋季气候转凉的标志，人体的阳气开始收敛，阴气开始升发。秋气通于肺，肺主气，司呼吸，开窍于鼻，故自然之气的变化，肺先受之。而且肺金与秋燥同气相求，故秋燥之邪更易犯肺。应注重养护肺脏养肺阴，益肺气，以资其收降相火之力，可选用一些宣肺化痰、滋阴益气的中药。西洋参有滋润肺阴之功，能清润肺脏，增强呼吸系统的功能，而白露则是肺脏的收敛之时，因此要注意避免过度疲劳，保持良好的作息规律，避免感冒等疾病的侵袭。

西洋参 *Panax quinquefolium* L. 为五加科人参属多年生草本植物，根部入药。按照《中国药典》记载，西洋参味甘、微苦，性凉，归心、肺、肾经，具有补气养阴、清热生津的功效。

白扁豆

以扁豆之名始载于《名医别录》，言其"味甘，微温。主和中，下气"，列为中品。因其豆子形状扁平，呈扁圆形，而且颜色偏白，所以被称为"白扁豆"。唐代《药性论》记载"白藊豆，亦可单用，主解一切草木毒，生嚼及煎汤服，去效"，开始明确以"白藊豆"为名入药。

白扁豆在中国的栽培和使用历史悠久。南北朝《本草经集注》记载："人家种之于篱援，其荚蒸食甚美，无正用，取其豆者。叶乃单行用之。患寒热病者，不可食之。"唐代已形成不同的品种，《新修本草》记载"此北人名鹊豆，以其黑而间白故也"。北宋《本草图经》首次对扁豆的原植物特征作了较为详细的描述："藊豆，旧不著所出州土，今处处有之。人家多种于篱援间，蔓延而上，大叶细花，花有紫、白二色，荚生花下。"《本草衍义》将扁豆根据颜色分成3个品种，即"藊豆，有黑、白、鹊三等，皆于豆脊有白路"。明代《救荒本草》以"眉儿豆苗"之名收载。其对扁豆的描述较前期本草更为具体。《本草纲目》增加了扁豆种植时间、叶形、花大小、果荚形状、子粒颜色等描述，植株性状描述最为详细生动，"扁豆二月下种，蔓生延缠。叶大如杯，团而有尖，其花状如小蛾，有翅尾形"。

"秋分客尚在，竹露夕微微。"秋分是二十四节气中的第十六个节气，于每年公历 9 月 22 ~ 24 日交节，也是秋季的第四个节气。秋季的气候干燥，阳热收敛，气候转凉，容易伤害人体的肺和脾，也是胃病的多发与复发季节。胃肠道对寒冷敏感，秋季易引发胃肠道疾病，而白扁豆、茯苓正是秋季的常用中药，可利水祛湿、健脾益气。

扁豆 *Dolichos lablab* L. 为豆科扁豆属多年生藤本植物，种子入药，名为白扁豆。按照《中国药典》记载，白扁豆味甘，性平，归脾、胃经，具有健脾化湿、和中消暑的功效。

黑芝麻

黑芝麻始载于《神农本草经》，言其"主伤中虚羸，补五内，益气力，长肌肉，填脑髓"，列为上品。历代文献《名医别录》《本草经集注》《新修本草》《食疗本草》《本草衍义》《本草图经》《本草纲目》中对黑芝麻的形态、产地、采收、加工、炮制、配伍、功效应用等方面都有详细记载。黑芝麻呈黑色或深棕色，种子较小。其名字便来源于它的颜色和形态。

黑芝麻在我国的使用历史悠久。《梦溪笔谈》曰："胡麻直是今之油麻（芝麻）。其角有六棱者，有八棱者。中国之麻，今谓之大麻是也。张骞始自大宛得油麻之种，亦谓之麻，故以胡麻别之，谓汉麻为大麻也。"将中国原产芝麻、中国原产大麻（火麻仁）与张骞通西域带回的油麻（胡麻）等的名称及鉴别描述得很详细。清代汪昂《本草备要》曰："皮肉俱黑者良。栗色者名鳖虱胡麻，更佳。九蒸九晒，可以服食。鳖虱胡麻为亚麻子，而今之胡麻为胡麻科植物。两者形态、功效均不同，亚麻子其形扁平而圆，似虱故称。"将胡麻与亚麻子的简要特征区别得很清楚，"皮肉俱黑者良"说明是黑芝麻无疑。《晶珠本草》记载："芝麻分黑白两种。除颜色不同外，形状大小一样，扁而微椭圆形，上大下小，有棱，略像薪蓂子，用指挤压有油性。治龙病、镇风，增加体力。"

"斯时露寒而冷，将欲凝结，故名寒露"。寒露是二十四节气中的第十七个节气，每年公历的 10 月 7 ~ 9 日交节，也是秋季的第五个节气，标志着秋季进一步加深，天气渐凉。在中医理论中，寒露节气是肺的收敛之时，人体的阳气开始逐渐收敛，阴气逐渐升发，地面之上，阴已胜于阳，故早晚之露觉寒。因此寒露之时，要注意保暖、调节饮食。自古秋为金秋，肺在五行中属金。寒露节气的饮食调养应以滋阴润燥为宜。黑芝麻是一种常见的食材和中药材，具有补肾益精、润肠通便等功效。在寒露节气时，可以适当食用黑芝麻，帮助调节身体，增强抵抗力。

黑芝麻 *Sesamum indicum* L. 为芝麻科芝麻属一年生直立草本植物，种子入药。按照

《中国药典》记载，黑芝麻味甘，性平，归肝、肾、大肠经，具有补肝肾、益精血、润肠燥的功效。

芡　实

芡实始载于《神农本草经》，言其"主湿痹腰脊膝痛，补中，除暴疾，益精气，强志，令耳目聪明，久服轻身不饥"，列为上品，历代文献《名医别录》《蜀本草》《本草衍义》《本草图经》《本草纲目》中对芡实的形态、产地、采收、加工、炮制、配伍、功效应用等方面都有详细记载。芡实的名字来源于它的形态和特点。"芡"是指芡薯，即芋头的一种，与芡实的形态相似，因此芡实也被称为"芡薯子"。而"实"则是指种子，表示芡实是一种可以种植的植物种子。

芡实在我国的使用历史悠久。《名医别录》有言"鸡头实生雷泽池泽。八月采之"。《蜀本草》载其"苗生水中，叶大如荷，皱而有刺。花子若拳大，形似鸡头。实若石榴，其皮青黑，肉白如菱米也"。《绍兴本草》曰："处处池泽皆产。"《本草衍义》言"今天下皆有之"。《本草纲目拾遗》记载"山阴梅市产之最盛"。可见芡实各地均产。《神农本草经》把芡实的作用概括为祛湿固精与益肾补脾两个方面。这一认识一直沿用至今，奠定了芡实药食双补的作用。

"霜降水自落，春浓花欲迷。"霜降是二十四节气中的第十八个节气，于每年公历10月23～24日交节，霜降是秋天的最后一个节气。在霜降、立冬节气之间，土下阳热居多，阴土之气尚可敷散出于地表。但此时大气阴盛，故聚而成形，在金气之收敛力下，反降于地，地寒而凝为霜，即为霜降。霜降节气是肺的收敛之时，人体的阳气逐渐收敛，阴气逐渐升发。按中医理论，此节气脾脏功能处于旺盛时期，由于脾胃功能过于旺盛，易导致胃病的发生，因此要注意保暖、调节饮食，应以平补为原则。芡实可健脾益肾、利水消肿、补中益气，是霜降节气养生的选择。

芡实 *Euryale ferox* Salisb. 为睡莲科芡属一年水生草本植物，种仁入药。按照《中国药典》记载，芡实味甘、涩，性平，归脾、肾经，具有益肾固精、补脾止泻、除湿止带的功效。

桑　椹

桑椹始载于《新修本草》"单食，主消渴"。历代文献《新修本草》《救荒本草》《本草新编》《本草述钩元》《本草纲目》中对桑椹的形态、产地、采收、加工、炮制、配伍、功效应用等方面都有详细记载。桑椹的名字来源于它所属的植物桑树和其果实椹果。"葚"和"椹"均从"甚"演变而来，"甚"有密集之意，因桑树果实为聚花果穗，由多数小瘦果集合而成，故名桑椹。

桑椹在我国的使用历史悠久。《新修本草》中桑根白皮项下记载："桑椹，味甘，寒，无毒。单食，主消渴。"首次记载了以桑椹入药。《救荒本草》桑椹树项下言"旧不载所出州土，今处处有之。其叶饲蚕，结实为桑椹，有黑白两种，桑之精英尽在于椹……叶椏者名鸡桑，最堪入药"，记载了桑椹有黑白两种。《本草新编》记载："桑椹紫者为第一，红者次之，青则不可用。"即桑椹以颜色发紫者为上，而青桑椹不可入药；此后均以个大、颜色为暗紫色、肉厚、质地油润者为佳，白色者不入药。《本草述钩元》记载"采摘熟椹"。

"旱久何当雨，秋深渐入冬。"立冬是二十四节气中的第十九个节气，于每年公历11月7～8日交节，立冬是冬天的第一个节气。立冬之时，随着阳热的收敛、潜藏，地面的阳热已稀少，大气虽寒，但土下得温，暖土则生气。此时人体亦然，阳气渐入于下部，温煦五脏，以壮实肌皮肉骨，虽天寒，阳守于内则可御也。所以在霜降、立冬节气中宜健运脾土，收敛阳气。在立冬节气前后吃桑椹可以帮助身体适应气温变化，增强免疫力，预防感冒等疾病。

桑 *Morus alba* L. 为桑科桑属乔木或灌木状植物，果穗入药，名桑椹（彩图7-3）。按照《中国药典》记载，桑椹味甘，性寒，归心、肝、肾经，具有滋阴补血、生津润燥的功效。

熟地黄

地黄始载于《神农本草经》，曰"干地黄味甘寒，主折跌绝筋，伤中，逐血痹，填骨髓，长肌肉。作汤除寒热积聚，除痹，生者优良"，列为上品。历代文献《本草衍义》《本草汇言》《本草图经》《药品化义》《本草纲目》中对熟地黄的形态、产地、采收、加工、炮制、配伍、功效应用等方面都有详细记载。熟地黄的名字来源于它的产地和处理方法。传说在古代，黄河中下游瘟疫流行，无数百姓失去生命，一位县令来到神农山药王庙祈求神佑，得到了一株根状的草药，称为地皇，意思是皇天赐药，又因为它的颜色发黄，便把地皇叫成地黄了。熟地黄即是地黄的干燥块根，经炮制加工制成。地黄在中国的栽培历史悠久。明代已有栽培，《图经本草》称地黄"种之甚易，根入土即生"。《本草乘雅半偈》首次记载了种植地黄不能重茬，称"种植之后，其土便苦，次年止可种牛膝。再二年，可种山药。足十年，土味转甜，始可复种地黄。否则味苦形瘦，不堪入药也"。《齐民要术》载种地黄"须黑良田，五遍细耕"。《本草品汇精要》言"生地黄今怀庆者为胜"，李时珍在《本草纲目》记载"今人惟以怀庆地黄为上"，确立了怀庆地黄的道地地位。《本草图经》记载："地黄，二月、八月采根，蒸三、二日令烂，暴干，谓之熟地黄，阴干者是生地黄。"

"小雪似来霜气清，今朝寒色倍严凝。"小雪是二十四节气中的第二十个节气，于每年公历11月22～23日交节，小雪是冬天的第二个节气。小雪之时标志着气温持续下降，天气逐渐寒冷，阳热潜于地下发挥其温煦作用，但阳热潜藏尚浅，故地下之水蒸腾亦少，水气受大气之寒而聚形，为雪，水气少则雪少，故名小雪。所以小雪、大雪节气皆诣在于潜藏阳气，使之固而不泄。小雪节气后天气一般是阴冷晦暗的，要适当减少户外活动，避免阳气的消耗。在小雪节气，气候寒冷干燥，人们容易出现皮肤干燥、口干舌燥等症状，而熟地黄具有滋阴润燥的功效，可以帮助缓解这些不适症状。

地黄 Rehmannia glutinosa Libosch. 为玄参科地黄属多年生草本植物，块根入药（彩图 7-4）。经蒸晒加工，名熟地黄。按照《中国药典》记载，熟地黄味甘，性微温，归肝、肾经，具有滋阴补血、益精填髓的功效。

杜 仲

杜仲始载于《神农本草经》，言其"味辛平。主腰脊痛，补中益精气，坚筋骨，强志，除下阴痒湿，小便余沥。久服轻身，耐老。一名思仙"，列为上品。历代文献《名医别录》《本草经集注》《本草图经》《本草品汇精要》《本草纲目》等中对杜仲的形态、产地、采收、加工、炮制、配伍、功效应用等方面都有详细记载。李时珍《本草纲目》中记载："昔有杜仲，服此得道，因以名之。"张志聪《本草崇原》中载："杜仲木皮，状如浓朴，折之有白绵相连，故一名木绵。杜字从土，仲者中也，此木始出豫州山谷，得中土之精，《本经》所以名杜仲也"。李时珍曰："有杜仲，服此得道，因以名之谬矣。在唐宋本草或有之矣，《神农本草经》未必然也。"

杜仲在中国的栽培历史悠久。《名医别录》记载"味甘，温，无毒。主治脚中酸疼痛，不欲践地。一名思仲，一名木绵。生上虞及上党、汉中。二月、五月、六月、九月采皮，阴干"，提出杜仲的产地为上党与汉中，采收期为二、五、六、九月，药用部位为皮，干燥方式为阴干。《本草经集注》记载"今用出建平、宜都者，状如厚朴，折之多白丝为佳"，表明杜仲和厚朴相似，药用部位为皮，提出"折之多白丝为佳"的品质特征符合现今杜仲断面多丝为佳的评价标准。

"地白风色寒，雪花大如手。"大雪是二十四节气中的第二十一个节气，于每年公历 12 月 6～8 日交节，是冬天的第三个节气。大雪素有"瑞雪兆丰年"之说。其实为地下阳热盛满，封藏之力甚也，阳气凿实不漏，故到春阳气升发之时，则作物好生。于人体，内寒之生，是由于正气不足，正气不足一分，身内之阴寒便生一分。从中医养生学的角度看，大雪已到了"进补"的大好时节，在进行调养时应采取动静结合、劳逸结合、补泻结合、形神共养的方法。杜仲是一种具有滋补肝肾、强筋壮骨的中药材，常被用于冬季滋补，以增强身体的免疫力和抵抗力。

杜仲 Eucommia ulmoides Oliv. 为杜仲科杜仲属落叶乔木，树皮入药（彩图 7-5）。按照《中国药典》记载，杜仲味甘，性温，归肝、肾经，具有补肝肾、强筋骨、安胎的功效。

当 归

当归始载于《神农本草经》，言其"主咳逆上气，温疟寒，热洗在皮肤中，妇人漏下绝子，诸恶疮疡金疮。煮饮之。一名乾归。生川谷"，列为中品。历代文献《名医别录》《本草经集注》《新修本草》《本草图经》《本草品汇精要》《本草纲目》中对当归的形态、产地、采收、加工、炮制、配伍、功效应用等方面都有详细记载。当归的名字来源于它在中医药学中的应用。"当"指它的广泛应用，"归"指它有助于妇女月经的归来。《本草纲目》记载："古人娶妻，为嗣续也。当归调血，为女人要药，有思夫之意，故有当归之名。"亦有人认为当归的名称与产地有关，《古今韵会》记载"唐置当州，本羌地"，因"烧当羌"而名之曰"当"，故曰"当州"，当州为道地产区，故名当归。

　　当归在中国的应用历史悠久。《名医别录》中最早提及其产地与采收加工，"生陇西。二月、八月采根，阴干"。《本草经集注》最早提及当归药材性状及优劣："今陇西叨阳黑水当归，多肉少枝，气香，名马尾当归，稍难得。西川北部当归，多根枝而细。历阳所出，色白而气味薄，不相似，呼为草当归，缺少时乃用之。方家有云真当归，正谓此，有好恶故也。俗用甚多，道方时须尔。"《新修本草》首次记载当归的植物形态："当归苗，有二种于内：一种似大叶芎䓖，一种似细叶芎䓖，唯茎叶卑下于芎䓖也。今出当州、宕州、翼州、松州，宕州最胜。细叶者名蚕头当归。大叶者名马尾当归。今用多是马尾当归，蚕头者不如此，不复用。陶称历阳者，是蚕头当归也。"《本草衍义》中记载当归很早便已经人工栽培，且因栽培措施得当，所得药材"肥润不枯燥"，品质不亚于野生。《本草品汇精要》汇集了历代本草对当归道地产区的记载，将四川北部、甘肃等地所产当归作为道地药材。

　　"天时人事日相催，冬至阳生春又来。"冬至是二十四节气中的第二十二个节气，于每年公历 12 月 21 ～ 23 日交节，是冬天的第四个节气。在冬至、小寒节气之间，是降极而升者，升降旋转周而复始，此生生之道也。故此二节潜藏阳气之中仍应补肾养肾，潜阳补阳，以慰生机。当归具有补血滋阴、调经活血、舒筋活络的功效，在冬至节气，人们常常会食用当归来增强身体的免疫力和抵御寒冷的能力。

　　当归 *Angelica sinensis*（Oliv.）Diels 为伞形科当归属多年生草本植物，根部入药。按照《中国药典》记载，当归味甘、辛，性温，归肝、心、脾经，具有补血活血、调经止痛、润肠通便的功效。

龙眼肉

　　龙眼肉始载于《神农本草经》，言其"主五脏邪气，安志厌食。久服，强魂聪明，轻身，不老，通神明。一名益智。生山谷"，列为中品。历代文献《名医别录》《本草经集注》《新修本草》《本草衍义》《图经本草》《本草纲目》中对龙眼肉的形态、产地、采收、加工、炮制、配伍、功效应用等方面都有详细记载。龙眼肉的名字来源于其外形和内部结构。龙眼的果实中有一个种子，种子外面有一层红色的果肉，类似于眼睛的形状。而龙眼肉则是指龙眼的种子去壳后的肉质部分，外观呈现出淡黄色，有一定的透明度。因为龙眼肉在外形和内部结构上与眼睛有一定的相似性，所以被称为"龙眼肉"。

　　龙眼肉在中国的应用历史悠久。陈嘉谟在《本草蒙筌》中明确，龙眼应"取肉用药"，并首次以"龙眼肉"为正名并编入果部。北宋《图经本草》言："荔枝才过，龙眼即熟"。龙眼成熟刚好晚于荔枝，而荔枝"五、六月盛熟"。大概可以推测，农历七月就可以采摘成熟了的龙眼。李时珍曰："龙眼，白露后方可采摘。"李时珍对龙眼的成熟有了更为准确的时间记载，而白露通常就在每年农历的七月下旬。清《本草汇纂》言龙眼肉"桂产者佳，粤东产者性热，不堪入药"。广东龙眼肉性热，不宜用药，而广西一带所产则为入药佳品。

"结束晨妆破小寒，跨鞍聊得散疲顽。"小寒是二十四节气中的第二十三个节气，于每年公历 1 月 5 ～ 7 日交节，是冬天的第五个节气。小寒，标志着季冬时节的正式开始。冷气积久而寒，俗话有讲"冷在三九"，由于隆冬"三九"也基本上处于该节气之内，因此有"小寒胜大寒"之讲法。在冬令进补时应食补、药补相结合，以温补为宜。龙眼肉在小寒时节食用。

龙眼 *Dimocarpus longan* Lour. 为无患子科龙眼属常绿乔木。假种皮入药，名龙眼肉。按照《中国药典》记载，龙眼肉味甘，性温，归心、脾经，具有补益心脾、养血安神的功效。

三　七

三七始载于《本草纲目》，曰："采根曝干，黄黑色。团结者，状略似白及；长者如老干地黄，有节。味微甘而苦，颇似人参之味……春生苗，夏高三四尺。叶似菊艾而劲厚，有岐尖，茎有赤棱。夏秋开黄花，蕊如金丝。"三七从生长环境，茎叶形状、种植年限、医疗效用等方面跟"三"和"七"这两个数字有关。从生长条件看，三七生长在三分潮湿七分干燥的土壤中，外部环境有需要三层阳光七层阴。从外观形状上看，三七每种一年，茎上产生一道节子，每张叶子多为五小片至七小片，成药的三年七茎上都有三道节子，其叶也以七片者居多茎叶的形状具有"三道节子七片叶子"的特征。从种植年限方面看，民国时期《马关县志》"杂类之五"载："三七者，必种后三年始成药，七年乃完气。"李时珍在《本草纲目》一书中首次记载"三七"二字，文中写道："或云本名山漆，谓其能和金疮如漆粘物也，此说近之"。

三七在中国的栽培历史悠久。《本草纲目》记载三七"生广西南丹诸州番峒深山中"。20 世纪 70 年代，三七主产地从广西一带转为云南文山。如今，云南文山产的叫三七，广西产的称作田七。清代覃恩祚著《归顺州志》记载："三七以田州产者为最良。"清代《百色厅志》卷三也说，因三七实出自田州，故"俗名"为"田七"。

"心藏后凋节，岁有大寒知。"大寒是二十四节气中的最后一个节气，于每年公历 1 月 20 ～ 21 日交节。大寒时节具有气温偏低、风寒较多的特点，自然界寒气盛，人体易感寒邪湿邪。大寒节气适宜的膳食有当归生姜羊肉汤、枸杞、三七等。

三七 *Panax notoginseng*（Burk.）F. H. Chen 为五加科人参属多年生草本植物，根茎入药。按照《中国药典》记载，三七味甘、微苦，性温，归肝、胃经，具有散瘀止血、消肿定痛等功效。

【思考题】

1. 春季的节气有哪些？请结合春季气候特点及脏腑生理功能和生理特性分析分别可

通过哪些中药来养生？

2. 夏季的节气有哪些？请结合夏季气候特点及脏腑生理功能和生理特性分析分别可通过哪些中药来养生？

3. 秋季的节气有哪些？请结合秋季气候特点及脏腑生理功能和生理特性分析分别可通过哪些中药来养生？

4. 冬季的节气有哪些？请结合冬季气候特点及脏腑生理功能和生理特性分析分别可通过哪些中药来养生？

附　录 ▷▷▷▷

本草的形成与发展

一、战国至秦汉之际（前 4 世纪—1 世纪）

《神农本草经》简称《本经》，成书于东汉时期。该书是汉代以前许多医药学家的集体创作，而托名于神农。全书四卷，载药 365 种。其中序录简要地概括了四气、五味、毒性、归经、配伍应用等中药基本理论。将药物按毒性的大小和有无以及药物的补泻性能分为上品、中品和下品，分别记述各药的性味、功效、主治病症，是我国现存最早的一部药学专著。

二、三国、两晋、南北朝时期（220—581）

《吴普本草》（239）吴普所编著，共 6 卷，载药 441 种。此书讨论药性寒温五味良毒，最为详细。

《雷公炮炙论》（420—479）南北朝刘宋雷敩所编著，共 3 卷，载药 300 种。此书为我国最早的中药炮制学专著，每药先述药材性状及与易混品种区别要点，区别其真伪优劣，是中药鉴定学之重要文献。

《名医别录》（500）历代医家陆续汇集，载药 730 种，全书按药物的治疗作用粗分上、中、下三品，同时在每一品之下，又粗略地将植物、矿物、动物等类药大致做了归类。

《本草经集注》（492—536）为南北朗梁代陶弘景所编著。全书分三卷，收药 730种，分成玉石、草木、虫兽、果、菜、米谷、有名未用七类。本书首创按药物自然属性分类的方法，并创用了"诸病通用药"的体例，便于药物检索。此外对药物的产地、采集时间、炮制要求、用量服法、药品真伪与药物疗效的关系等内容做了详细的阐述。

三、隋唐、五代十国时期（581—960）

《新修本草》，简称为《唐本草》（657—659），苏敬等 23 人编著，是世界上第一部由国家正式颁布的药典。在《本草经集注》基础上新增药物 114 种，共计 814 种。所增药物分为玉石、草、木、禽兽、虫鱼、果、菜、米谷、有名未用共 9 类。

《本草拾遗》（741），陈藏器编著。书中按照宣、通、补、泻、轻、重、滑、涩、燥、湿十剂进行分类，特将《新修本草》所遗漏的药物搜集起来，撰写成序录 1 卷，拾遗 6 卷，解纷 3 卷，共计 10 卷，对后世医药学的发展，有较大贡献。

《日华子诸家本草》简称为《日华子本草》（923）。北宋初年作品。其作者有称为"大明"的，本书凡二十卷，详述各药性味、形状、功用，尤其注重总结当时的用药经验，故对药性功能尤多阐发。

《食性本草》（937—957）唐代医家陈仕良编著。他将《神农本草经》《本草经集注》《新修本草》《食疗本草》《本草拾遗》中有关食疗的药物分类编写，并加上自己的意见、附医方等。

《重广英公本草》，也称《蜀本草》（935—960），由唐英国公李勣翰林学士韩保昇等所编著，故把本书称为《重广英公本草》，由翰林学士韩保昇等所编著。以《新修本草》作蓝本，复加增补，尤其对药物图形的解说，比以前的本草更为翔实。全书共20 卷。

四、宋、金、元时期（960—1368）

《开宝重定本草》，简称《开宝本草》（973—974），是由刘翰与马志等人奉宋太祖之诏编著的。共计 20 卷，载药 983 种。

《嘉祐补注本草》简称为《嘉祐本草》（1057—1060），为掌禹锡、林亿、苏颂等人集体编著。以《开宝本草》作蓝本，又参考唐、宋诸家本草及经史百家所载的药学知识，并搜集当时医家常用而未载入本草的药物，增加注释。全书共分为 21 卷，收载药物 1082 种，比《开宝本草》新增药物 99 种。

《本草图经》，也叫《图经本草》（1058—1061），由苏颂等人所编著。本书的特点为考证详明、绘图清晰，并注明开花、结实、收采季节以及药物功用。全书共 21 卷，新增药物 100 种，丰富了本草学的内容。

《经史证类备急本草》，简称《证类本草》（1082—1097），唐慎微编著。以《嘉祐本草》与《本草图经》作蓝本，又系统收集唐宋各家医药著作，以至经史、传记、佛书、道藏等古籍，对其中药学知识进行全面整理。全书共编成 30 卷，载药 1746 种，药图 929 幅，新增药物 628 种，集宋以前本草学之大成。其取材广泛、编辑合理、分类详明，文献价值很高。全书以药附方 3000 余首，药图对照，具有较高的学术价值与实用价值。

《汤液本草》（1298），为王好古编著。本书归纳张元素的《珍珠囊》、李东垣的《用药法象》与《用药心法》等书的内容，并结合自己的用药经验而写成。选用药品大多为当时临床常用之品。全书共三卷，载药仅 280 余种。上卷着重阐述药性的气味阴阳、升降浮沉、补泻、归经等中药基本理论，以及用药之法；中、下二卷论述各药的药性与主治。

五、明代（1368—1644）

《救荒本草》（1406）朱橚编著。全书共 3 卷流传于世，载药 458 种，是一部记述西南高原地区药物，专讲地方性植物，并结合食用方面，是以救荒为主的植物志。

《滇南本草》（1449）明代兰茂所著的《滇南本草》是中国现存古代地方性本草书籍中较为完整的作品。

《本草品汇精要》（1505）医官刘文泰等撰编。在《经史证类备急本草》基础上，搜集了一些未收载的药物。共收载药物 1815 种，计四十二卷。每部各药名之下，首先朱书《神农本草经》原文，次以墨书《名医别录》以下各家本草的原文，再次又分名、苗、地、时、收、用、质、色、味、性、气、臭、主、行、助、反、制、治、合、禁、代、忌、解、膺二十四项，分别叙述各药的异名、产地、采集、色质、制法、性味、功效、主治、配伍、禁忌、真伪等内容。各项的注释，都根据历代本草所述。其缺点是内容多摘自历代本草，而不是由实际观察、研究所总结出来的。

《本草蒙筌》（1565），陈嘉谟编著。该书内容有药物的产地、采集时间、品种鉴别、炮制方法、四气五味、升降浮沉、归经及七情、服法等。

《本草纲目》（1578），为明代名医李时珍所编著。以《证类本草》作蓝本，参考历代本草、医籍、方书、经史百家，以及其他有关书籍八百余种，结合自己在实践中的体会，历经 27 年的时间编成了举世瞩目的《本草纲目》。其特点是"振纲分目""纲目分明"，共载药 1892 种，附方 11096 首，附图 1160 幅。其依纲目叙述各种药物的释名、集解、气味、主治、修治、发明、附方等项，同时介绍该药的别名、产地、形态、采集方法、性能、功效、炮制方法、配方等内容。本书是一部伟大的医药科学巨著，在世界医药史科学史上占有非常重要的地位。

《本草汇言》（1624），由倪朱漠编著。书中所录用的方剂，必须是古本有据。当时医家用之有效的方剂，亦予采纳。对方土的一切荒诞之谈，一概弃而不录，故本书很有实用价值。

六、清代（1616—1911）

《本经逢原》（1695），为张璐所编者。全书共 4 卷，载药 700 余种，是供初学者临床用药的一部药物著作。

《本草从新》（1757），吴仪洛编著。全书共 18 卷，载药 720 种。本书仿效《本草纲目》的分类方法，对于药物的功效论述确切恰当，而且对于药品的真伪鉴别与修治方法均有一定论述。

《本草纲目拾遗》（1765），赵学敏编著。全书共 10 卷，载药 921 种，其中新增的有 716 种，绝大部分是民间药物，还对《本草纲目》所载药物进行了补充、订正。

《本草求真》（1769），黄宫绣编著。全书共七卷，载药 520 种。本书着重阐明药物作用的道理，对每种药物分述其气味、功能、禁忌、配伍和制法等，就药物与脏腑病症的关系、六淫偏胜之所宜，作了扼要介绍。

《植物名实图考》（1848）吴其濬编著。全书共 38 卷，载药 1700 多种。作者注重实际比较观察中药，采访民间辨药经验，故对近现代考证植物品种甚有价值。其图形精美，据此常可鉴定植物科属。

七、民国时期（1912—1949）

《中国药学大辞典》（1935），陈存仁主编。收录词目 4300 条，近代第一部具有重要影响的大型药学辞书。

八、中华人民共和国成立后（1949 年 10 月以后）

《全国中草药汇编》（1975）分上、下两册，共收中草药 2200 种左右。各药均按名称、来源、形态、生境、栽培、采制、化学、药理、性味功能、主治用法、附方制剂等顺序编写，并附以墨线或彩色图。

《中华本草》（1999）南京中医药大学宋立人研究员任总编。会同全国六十多所医药院校及科研院所的四百多名专家共同协作编纂的一本草学巨著。全书共 30 卷，分 10 大册（另立民族药 4 卷），共计载药 8980 种（民族药 4 卷未计），附图 1 万余幅，篇幅两千余万字。该书系统总结我国两千年来的本草学成就，并反映当代中药学科研成果，内容涉及中药品种、栽培、药材、化学、药理、炮制、制剂、药性理论、临床应用等中医药学科的各个方面。其内容之丰富、体例之严密、篇幅之浩瀚、采用文献之广博均远远超过了迄今任何一部本草著作，是一部集两千年传统药学之大成，并显示当代科学水平、图文并茂的大型本草，也是继《本草纲目》以后对我国本草学发展的又一次划时代总结。

主要参考书目 ▷▷▷▷

1. 顾观光辑. 神农本草经［M］.（清）北京：学苑出版社，2007.

2. 许渊冲英译. 楚辞［M］.北京：中国对外翻译出版公司，2009.

3. 邓启铜. 诗经［M］.南京：东南大学出版社，2013.

4. 潘富俊. 楚辞植物图鉴［M］.上海：上海书店出版社，2003.

5.（宋）卢多逊，李昉等撰. 开宝本草［M］.尚志钧，辑校. 合肥：安徽科学技术出版社，1998.

6. 宋公文，张君. 楚国风俗志［M］.武汉：湖北教育出版社，1995.

7.（宋）洪兴祖. 楚辞补注［M］.白化文，点校. 北京：中华书局，1983.

8.（明）李时珍. 本草纲目［M］.北京：人民卫生出版社，1975.

9. 钟赣生. 中药学［M］.北京：中国中医药出版社，2021.

10. 陈世铎. 本草新编［M］.北京：中国医药出版社，2008.

11. 国家药典委员会. 中华人民共和国药典：一部［S］.北京：中国医药科技出版社，2020.

12. 董诚明. 药用植物学［M］.北京：中国医药科技出版社，2021.

13. 刘凤彪. 植物文化赏析［M］.石家庄：河北大学出版社，2017.

14. 潘富俊. 草木缘情［M］.北京：商务印书馆，2016.

15. 国家中医药管理局《中华本草》编委会. 中华本草［M］.上海：上海科学技术出版社，1999.

16. 马继兴. 神农本草经辑注［M］.北京：人民卫生出版社，2013，

17. 陶弘景. 本草经集注. 点校本［M］.北京：人民卫生出版社，1994.

18. 吴其濬. 植物名实图考［M］.北京：商务印书馆，1933.

19. 王德群. 神农本草经点评［M］.北京：中国医药科技出版社，2017.

部分植物彩图 ▷▷▷▷

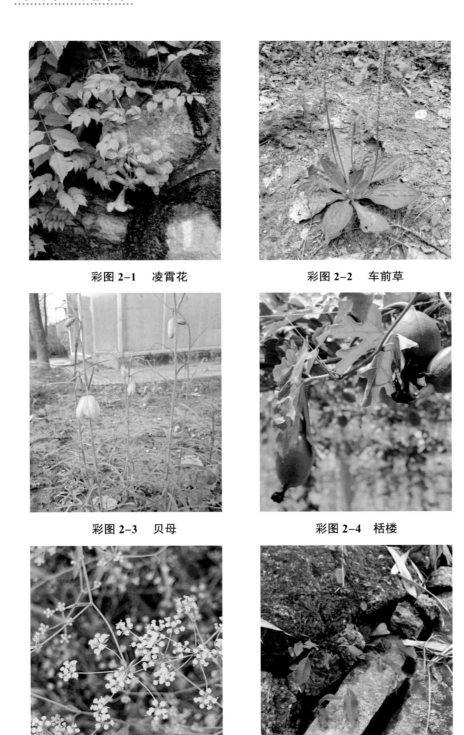

彩图 2-1　凌霄花　　　　　　　　彩图 2-2　车前草

彩图 2-3　贝母　　　　　　　　　彩图 2-4　栝楼

彩图 2-5　柴胡　　　　　　　　　彩图 2-6　石韦

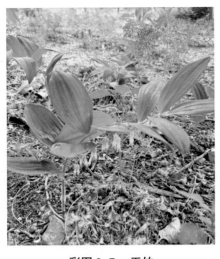

彩图 2-7　玉竹

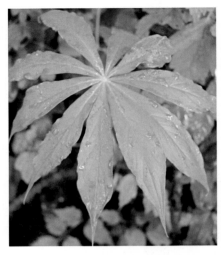

彩图 2-8　天南星

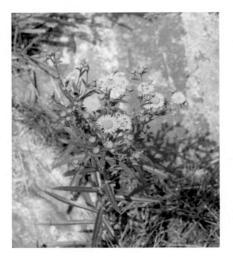

彩图 2-9　旋覆花

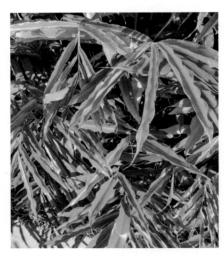

彩图 2-10　砂仁

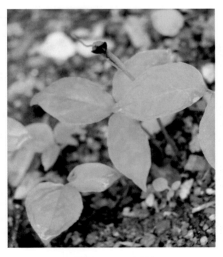

彩图 3-1　半夏

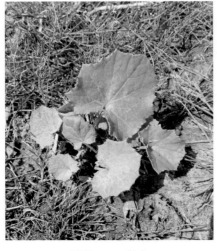

彩图 3-2　款冬

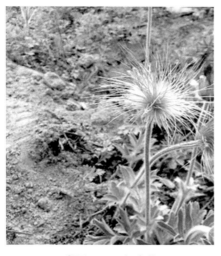

彩图 3-3　白头翁

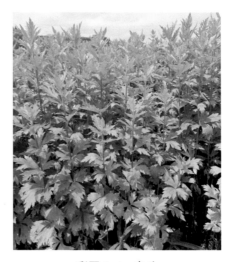

彩图 3-4　乌头

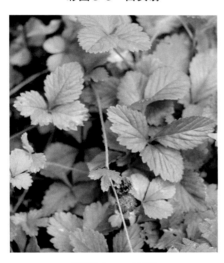

彩图 3-5　蛇莓

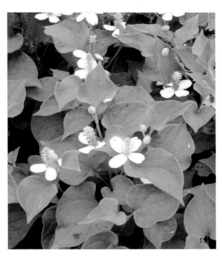

彩图 3-6　鱼腥草

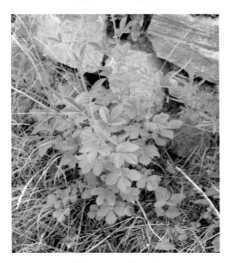

彩图 3-7　龙牙草

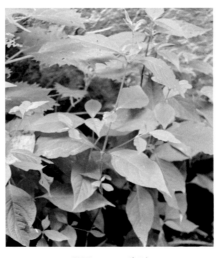

彩图 3-8　牛膝

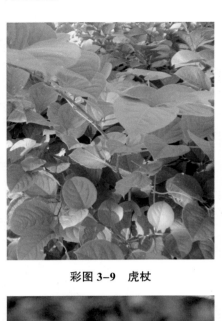

彩图 3-9　虎杖

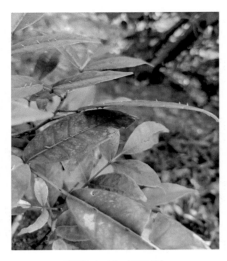

彩图 3-10　两面针

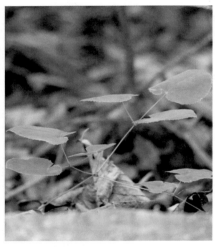

彩图 3-11　淫羊藿

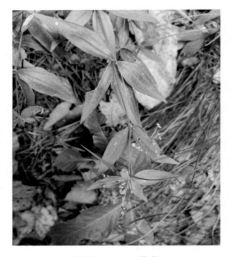

彩图 3-12　茜草

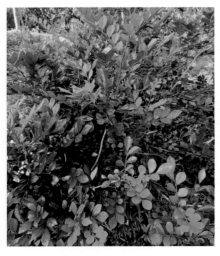

彩图 3-13　九里香

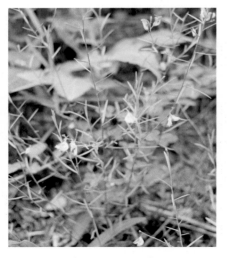

彩图 3-14　远志

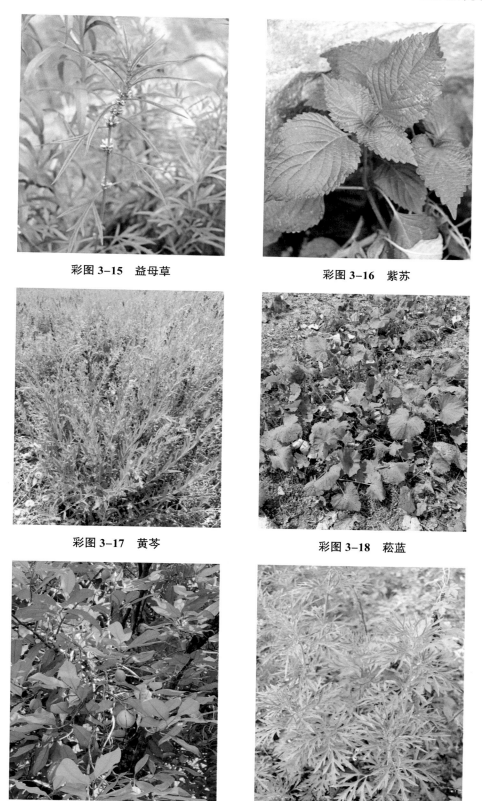

彩图 3-15　益母草

彩图 3-16　紫苏

彩图 3-17　黄芩

彩图 3-18　菘蓝

彩图 3-19　肉豆蔻

彩图 4-1　艾

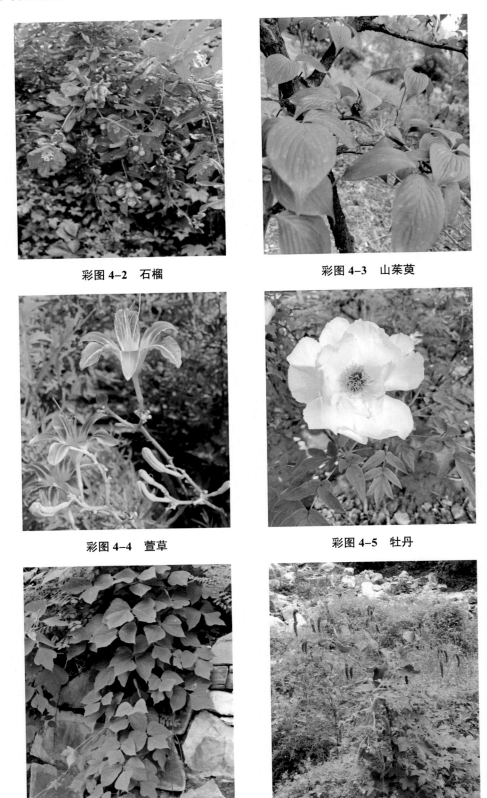

彩图 4-2　石榴

彩图 4-3　山茱萸

彩图 4-4　萱草

彩图 4-5　牡丹

彩图 4-6　野葛

彩图 4-7　水蓼

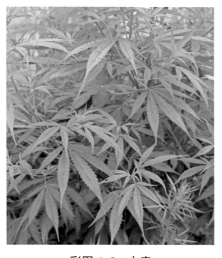

彩图 4-8　大麻

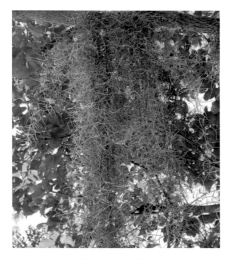

彩图 4-9　松萝

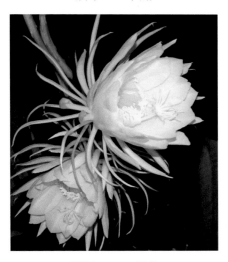

彩图 4-10　昙花

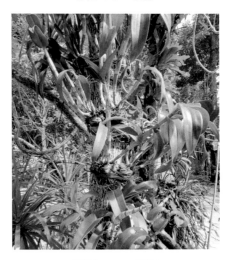

彩图 4-11　石斛

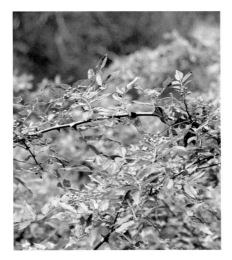

彩图 5-1　花椒

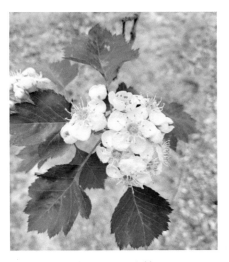

彩图 5-2　山楂

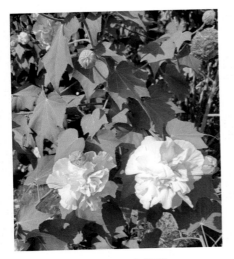

彩图 6-1 木芙蓉

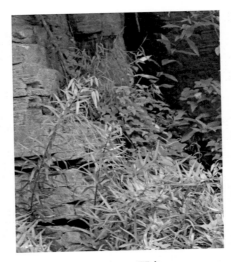

彩图 7-1 百合

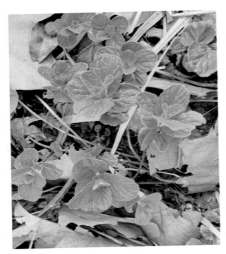

彩图 7-2 薄荷

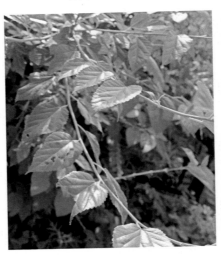

彩图 7-3 桑

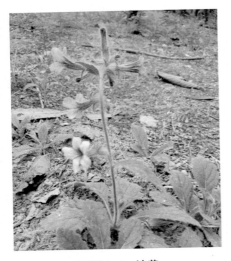

彩图 7-4 地黄

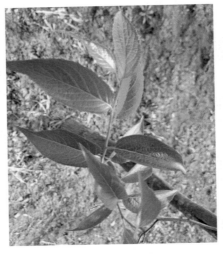

彩图 7-5 杜仲